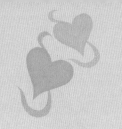

盆底康复之路

孙颖浩　主审

郑军华　施国伟　顾问

王阳赟　主编

U0379703

上海科学普及出版社

盆底康复之路编辑委员会

盆底康复之路专家指导委员会

（以姓名笔画为序）

上海科技发展基金会（www.sstdf.org）的宗旨是促进科学技术的繁荣和发展，促进科学技术的普及和推广，促进科技人才的成长和提高，为推动科技进步，提高广大人民群众的科学文化水平作贡献。本书受上海科技发展基金会资助出版。

"上海市科协资助青年科技人才出版科技著作晨光计划"出版说明

　　"上海市科协资助青年科技人才出版科技著作晨光计划"(以下简称"晨光计划")由上海市科协、上海科技发展基金会联合主办,上海科学普及出版社有限责任公司协办。"晨光计划"旨在支持和鼓励上海青年科技人才著书立说,加快科学技术研究和传播,促进青年科技人才成长,切实推动建设具有全球影响力的科技创新中心。"晨光计划"专门资助上海青年科技人才出版自然科学领域的优秀首部原创性学术或科普著作,原则上每年资助10人,每人资助一种著作1500册的出版费用(每人资助额不超过10万元)。申请人经市科协所属学会、协会、研究会,区县科协,园区科协等基层科协,高等院校、科研院所、企业等有关单位推荐,或经本人所在单位同意后直接向上海市科协提出资助申请,申请资料可在上海市科协网站(www.sast.gov.cn)"通知通告"栏下载。

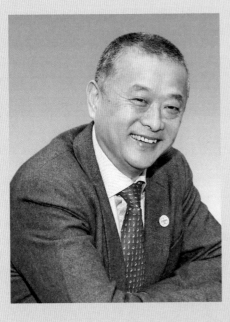

主 审 简 介

孙颖浩

　　教授,中国工程院院士,"973"计划首席科学家。现任中国人民解放军海军军医大学(第二军医大学)长海医院泌尿外科中心主任,全军前列腺疾病研究所所长,全军泌尿与生殖系统疾病研究重点实验室主任。兼任国际泌尿外科学会(SIU)副主席,中国医师协会副会长,中华医学会常务理事,中华医学会泌尿外科学分会主任委员,中国医师协会泌尿外科医师分会候任会长,中国医师协会机器人医师分会候任会长,中国医学装备协会泌尿外科分会主任委员,全军泌尿外科专业委员会主任委员,上海市科学技术协会副主席,上海市医学会副会长等职。创办《亚洲泌尿外科杂志》,并任《中华泌尿外科杂志》和《中华腔镜泌尿外科杂志(电子版)》主编。

　　擅长泌尿系统肿瘤(尤其是前列腺癌)、结石的诊治及微创泌尿外科技术的应用与创新。以第一完成人获国家科技进步奖一等奖、二等奖及省部级奖等共13项;获国家发明专利27项、实用新型专利28项;获国家"973"计划、国家杰出青年基金等资助30项;以第一或通讯作者在 *Nature Genetics*、*Nature Medicine* 等国际著名期刊上发表SCI论文204篇,主编专著20部。获国际泌尿外科学会"卓越成就奖"、国际抗癌协会"Alexandr Savchuk肿瘤研究奖"、何梁何利基金科学与技术进步奖、吴阶平医药创新奖、吴阶平-保罗·杨森医学药学奖等荣誉。

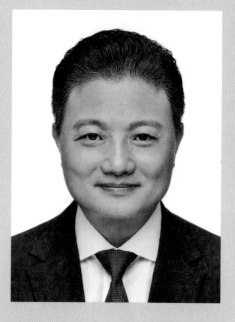

郑军华

　　二级教授、主任医师、博士研究生导师，现任上海交通大学附属第一人民医院副院长。入选上海市领军人才，上海市优秀学术带头人，上海市卫生系统新百人，获国务院特殊津贴和吴介平泌尿外科医学奖。担任中华医学会泌尿外科分会常委兼主任委员助理，中华医学会泌尿外科分会感染与炎症学组组长，中国医师协会泌尿外科医师分会常委，上海市医学会泌尿外科分会主任委员，上海市医学会外科分会委员兼秘书，上海市医学会器官移植分会委员，兼任上海市医院协会理事和医疗质量安全委员会副主任委员、上海交通大学医学院医疗质量安全委员副主任委员。《中华医学杂志》《中华泌尿外科杂志》《中华实验外科杂志》《中华腔镜泌尿外科杂志》等10余部杂志编委。

　　从事泌尿外科近30年，在医、教、研方面取得丰硕成果。主编国内外第一部《器官保存学》，得到了裘法祖院士和吴孟超院士的高度评价，在肾移植患者的排斥反应和肾移植前后性激素、性功能和生育能力领域做了大量前瞻性和标志性工作，近十多年来一直致力于肾癌的微创和浸润转移的转化医学研究，发表此领域SCI论文70余篇。

　　先后以第一完成人获上海市科技进步奖二等奖2项和上海市医学奖二等奖3项；以第一完成人获国家教育部科技成果一等奖1项，中华医学奖三等奖和华夏医学奖各1项；获第十届上海市卫生系统银蛇奖二等奖。

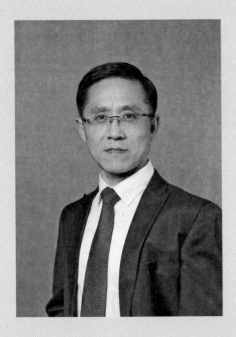

施国伟

　　副教授、主任医师、硕士研究生导师，复旦大学附属上海市第五人民医院泌尿外科主任，复旦大学泌尿外科研究所副所长。

　　亚洲男科学会委员，亚洲男科学会指南编写委员会委员，中华医学会行为医学分会科普组委员，中国中西医结合学会泌尿外科专业委员会"性与生殖医学专业"学组副组长，中国抗癌协会第三届泌尿男性生殖系肿瘤专业委员会委员，中国医师协会整合医学分会整合盆底专业委员会委员，中国医疗保健国际交流促进会康复医学分会盆底康复组组员，上海市中西医结合学会泌尿男科专业委员会常委，上海市中西医结合学会泌尿男科专业委员会盆底尿控学组组长，上海市医学会激光医学分会委员兼秘书，上海市中医药学会男科分会委员，上海市施国伟劳模创新工作室创始人。《中华男科学杂志》《中华腔镜泌尿外科杂志(电子版)》编委。

　　在专业杂志上发表学术论文60余篇，SCI论文10余篇，主编出版著作4部；获国家发明专利7项，实用新型专利50余项，实现临床转化2项；主持完成市级课题2项；获国际发明展览会金奖1项，上海市医学科技成果奖三等奖1项，上海市优秀发明选拔赛银奖和铜奖各1项。2015年被授予"上海市先进工作者"光荣称号；2017年1月获上海市首届区域名医称号；2018年获上海尚医医务工作者奖励医德风范奖；2019年获上海市医学科技进步奖三等奖。

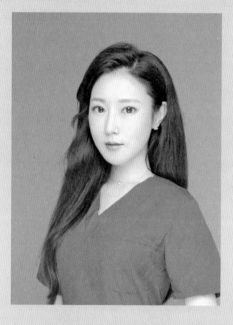

王阳赟

　　主治医师,在读博士研究生,复旦大学附属上海市第五人民医院泌尿外科盆底及男科疾病诊疗中心岗位负责人,上海市卫生健康委员会团委副书记(挂职),上海市闵行区卫生健康委员会团工委副书记,复旦大学附属上海市第五人民医院团委书记。

　　中华医学会泌尿外科分会尿控学组青年联盟成员,中国老年学和老年医学会妇科分会盆底学组委员,中国整形美容协会精准与数字医学分会私密整形专委会常委,中国性学会手术学分会委员,上海医学会泌尿外科分会尿控与整形学组秘书,上海市中西医结合学会泌尿男科分会尿控盆底学组秘书,上海医学会男科分会内分泌学组委员,上海康复医学会泌尿盆底康复分会委员,《中华男科学杂志》通讯编委。改良型(赟式)盆底优化训练疗法及赟式性情配合训练系列疗法主要创始人。

　　擅长尿失禁微创手术、盆底重建、外生殖器整形等手术及性功能障碍、排尿功能障碍、泌尿系统感染、盆腔疼痛综合征的诊疗;在慢性盆腔疼痛及性交疼痛治疗方面,以筋膜-肌肉手法治疗、中西医结合治疗形成特色治疗。以"解剖-功能-整复"整体概念实施盆底整形手术,注重术后康复治疗方案巩固手术疗效。

　　获国家发明专利7项,实现临床转化2项,手术技术革新3项,国家著作权授权11项;2016年获第九届国际发明展览会金奖,首届中国(上海)发明展览会金奖,第二十八届上海市优秀发明选拔赛银奖;2018年获"全国中青年医师生殖整复技术演讲竞赛"冠军,"上海市巾帼建功标兵""复旦大学十大优秀青年医师"称号;2019年获上海市医学科技进步奖三等奖(第二完成人),"上海市青年岗位能手""OCUA青年英才"等称号。

序 言

　　盆底功能障碍性疾病是指盆底组织因损伤、衰老等原因造成盆底组织结构发生病理性改变，最终导致相应的器官出现功能障碍而导致的疾病。随着人类寿命的延长、生活节奏的加快和工作压力的增大，此类疾病的发病率逐年增高，男性和女性均可出现，女性则更为常见，临床表现包括尿失禁、盆腔脏器脱垂、排尿困难、下尿路感觉异常、排便失禁以及盆底疼痛、性功能障碍等，严重影响患者生活质量。有关流行病学调查数据显示，盆底功能障碍性疾病的发病率，在女性人群中高达18%～33%，而且预计在未来的30年内，全球该病的增长率将是人口增长率的2倍以上，值得引起广大医务工作者的高度关注。

　　目前，盆底功能障碍性疾病的诊治已发展成为泌尿外科领域一门新兴的亚学科，学科内各种先进的治疗疗法及手术方式争相涌现，基础研究方兴未艾，临床治疗日新月异，治疗效果稳步提升。同时，该亚专科也是交叉学科的典型代表，内容涵盖泌尿、妇产、肛肠、创伤修复等多个治疗领域，彼此交叉融合，协同发展，因此也对临床专科医师提出了更高的要求，需要医师成为"文武双全，攻守兼备"的行家里手。

　　此次由上海市闵行区盆底中心、复旦大学附属上海市第五人民医院盆底及男科诊疗中心编写的《盆底康复之路》是盆底疾病诊治知识的一次全面、系统的大众科普，内容通俗易懂，言简意赅，既有临床医学对盆底疾病发病原因、解剖知识、治疗方法的翔实介绍，也有传统中医药对盆底疾病诊治的独到见解。更有特色的是，年轻有为的王阳赟医师，在书中开创性地提出了盆底优化训练疗法，将临床医学与舞蹈艺术完美融合，通过对盆底功能的重建训练，达到预防和治疗盆底疾病的效果，实属难得。

感谢主编王阳赟医师的辛勤付出，《盆底康复之路》一书兼具科普性与专业性，无论是对于大众、患者，还是临床医师，都能从中受益。同时需要提出的是，疾病的治疗与研究，既需要一代代医师经验的积累和技艺的传承，也需要青年医师不断地开拓和创新。随着盆底功能障碍性疾病的诊治愈发受到关注，我非常欣喜地看到，近期国内涌现出一批有志于盆底功能障碍性疾病治疗的青年才俊，他们才思敏捷，脚踏实地，不畏艰辛，也希望他们在未来的道路上，继续保持昂扬斗志，奋勇向前。

最后，我对《盆底康复之路》的出版表示热烈祝贺，并诚挚地向各位推荐此书。

2019 年 10 月

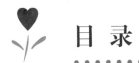

目 录

盆底解剖精判断

盆底康复知多少

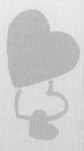

盆底治疗的中医之路

赟式盆底优化训练疗法进阶版（女性）

赟式盆底优化训练疗法（男性核心肌群训练）

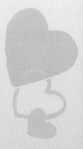

盆底知识
初体验

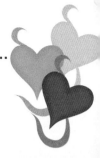

揭开盆底神秘的面纱

人体有一个部位的疾病少有人知，发生位置在肚脐以下，大腿以上，它就是盆底功能障碍性疾病（Pelvic Floor Dysfunction，PFD）。这类疾病往往让人不好意思向家人或医生开口，患者多数默默忍受多年，由于并不是急症，容易被人忽视，就诊时却已经很严重了。盆底疾病被忽视的主要原因是人们对盆底的认识还不够，那么盆底是怎样的呢？

■ 每个人体内都有个"盆"

骨盆是由四块坚硬的骨骼组成，分别为两侧的髋骨、后方的骶骨和尾骨。上连躯干，下连双下肢，协调着人体的重心，这些骨骼又依靠关节、筋膜、韧带紧密地连接在一起，当骨盆出现问题就会影响我们的体态。

我们知道，"盆"是生活中一个很常见的器皿，如脸盆、花盆等。没错，骨盆也是个器皿，里面藏着很多"宝贝"，坚硬的骨盆对这些"宝贝"起到保护作用。

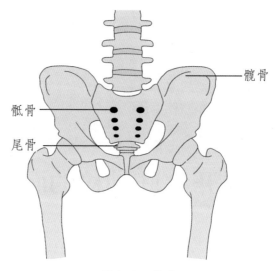

图1-1　骨盆

■ 骨盆里都藏着什么呢?

就女性来说,膀胱、尿道、子宫、阴道和直肠都是藏在骨盆内的"宝贝",其中尿道、阴道、直肠的开口都穿过盆底与外界相通。所以,这也是为什么盆底必须是由软组织(盆底肌、结缔组织等)支持的原因。

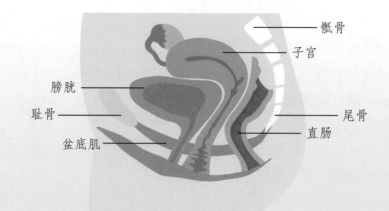

图1-2　骨盆内容物

4

■ 什么是盆底肌？结缔组织又是什么呢？

盆底肌分两种，一种是广义上的盆底肌，即指盆底的肌肉，由外到内分为三层：外层、中层和内层。最外层的部分肌肉与皮肤构成了会阴，会阴结构是否完整、功能是否正常直接影响了胎儿能否顺利从阴道娩出、性生活是否满意、排便是否正常等；中层的盆底肌则有加强盆底、协助承托盆腔器官的作用。另一种是狭义上的盆底肌，即指最内层的盆底肌，就是下文所讲述的盆底肌，它在日常的排便、排尿和性生活中发挥重要的作用，与我们的生活息息相关。

■ 盆底肌由哪些肌组织构成？

盆底肌的前方是耻骨联合，后方是尾骨，在尿道、阴道和直肠两侧呈对称分布，分别是耻骨直肠肌、耻骨阴道肌、耻骨尾骨肌、髂尾肌（这四者共同构成了肛提肌）和尾骨肌。

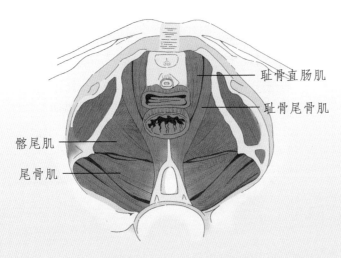

图1-3　盆底肌群（水平面）

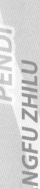

PENDI
KANGFU ZHILU

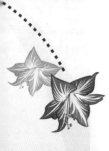

■ 盆底肌像"吊床"

　　盆底肌与前后方的骨性结构共同构成了"吊床",承托着盆腔器官,如膀胱、尿道、子宫、阴道和直肠等。如果因各种因素导致的腹部压力不断增加,盆底肌就会承受越来越重的力量,当它承受不住时盆腔器官就可能会掉下来,进而导致盆底疾病的发生。

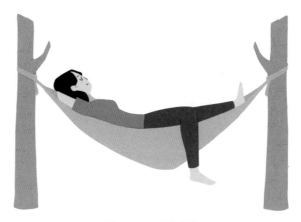

图1-4　"吊床"

■ 盆底肌像"土壤"

　　如果把盆底比喻成一座"秘密花园",盆底肌就是里面的土壤,盆腔器官就是花园里的鲜花,没有了"土壤",这座"秘密花园"里的花也就无法生存。

■ 盆底肌的特点

　　盆底肌是骨骼肌,又称为随意肌,直接受大脑的控制。根据肌纤维的特点,分为Ⅰ类肌纤维和Ⅱ类肌纤维。Ⅰ类肌纤维又称为慢肌纤维,它的

特点是反应速度慢,收缩时产生的力量维持较久,而且特别能耐疲劳,就像跑马拉松,想要跑完全程必须要坚持到底才行;Ⅱ类肌纤维又称为快肌纤维,收缩速度快,突发情况下收缩时产生的力量很大,虽然爆发力强,但是不耐疲劳,就像百米赛跑一样,想要获得冠军就必须以最快的速度跑完全程,而这个过程所花费的时间也很短。

盆底肌中慢肌纤维约占70%,快肌纤维约占30%。慢肌的主要功能是维持骨盆的姿势和承托盆腔器官,而快肌主要分布在尿道和肛门周围,在姿势改变和腹压增加时(如咳嗽、举重物)发挥重要的作用,如果快肌受损或无法发挥正常的功能,排便和排尿功能就可能会受到影响,如在大笑、咳嗽等腹压突然增加时出现漏尿或大便失禁等情况。

■ 盆底肌的作用

虽然盆底肌在肌肉大家族中没什么名气,不像腹直肌、肱二头肌那样名声大噪,但是它却是一个干实事的"家伙"。

1. 支撑盆腔器官

盆腔里的膀胱、尿道、子宫、阴道、直肠被盆底肌牢牢托住,你跑步、咳嗽时,这些脏器才不会掉出来,我们把这种功能叫做"支持"。

2. 控制排便、排尿

排便、排尿的出口都从盆底肌这张网里穿过,所以,盆底肌的收缩和放松,能够控制大小便,我们把这种功能叫做"括约"。

3. 调控性功能

盆底肌还参与女性性高潮,调控性的功能。盆底肌有力量,阴道也会更加紧致,"性"福感才会更高。

■ 如何判断盆底肌的功能?

如果把盆底比喻成人的脸,"盆底肌"的好坏就反映了这张脸的"肤

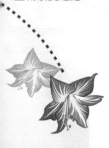

质"如何。它可以用专门的仪器进行检测,从而判断盆底肌是正常、是松弛了(如漏尿)还是过度紧张(性生活时阴道疼痛)? 因此,你需要对你的盆底进行"盆底功能评估"。

盆底功能评估结果可以分成三类:

1. 无症状,检查结果正常

盆底肌的"肤质"不错。

2. 无症状,检查结果异常

千万不要以为没事,更不要心存侥幸心理,可能你的盆底肌正在悄悄发生变化。

3. 有症状,检查结果异常或正常

对很多人来说,即使出现了漏尿、盆底痛等盆底相关症状,却由于羞于启齿等各种原因不及时到医院治疗,往往错过了最佳的治疗时机。请记住,一旦出现症状,你都一定要在医生的指导下进行盆底康复。

■ 盆底肌的"中介"

研究证明,盆底肌并不孤单,肌肉与肌肉之间被一种称为"结缔组织"的结构连接着,这样就可以保证肌肉与肌肉之间既相互独立,又密不可分。

■ 结缔组织是什么?

结缔组织由胶原、黏多糖和弹性蛋白构成,包括筋膜和韧带。筋膜对盆腔器官起保护和支持作用,包裹着盆腔器官周围的血管、神经;韧带和盆底肌对盆腔器官位置的稳定起重要作用。如果结缔组织出现薄弱、松弛或功能降低等损伤(如怀孕状态下)的情况,则会容易引起盆底疾病,影响女性的生活质量和身心健康。

妊娠期胎儿的不断增大对盆底的慢性牵拉造成不同程度的结缔组织

损伤,激素水平的变化改变了盆底结缔组织的胶原代谢;分娩时,肌肉的损伤、结缔组织间连接发生分离,加重了结缔组织的损伤;中老年女性雌激素水平的降低。这些都破坏了结缔组织的结构及功能的完整性。

盆底肌和结缔组织共同构成了盆底的软组织,尿道、阴道和直肠从盆底穿过。

■ 盆底肌的"指挥官"

除了结缔组织这个"好兄弟"的帮助,肌肉能够听候指令按需开放和关闭,当然也离不开一个发动机——大脑(神经系统)。因为盆底肌也属于骨骼肌,能接受意识的支配,盆底的功能离不开神经的调控。

盆底肌既然是个干实事的"家伙",每天消耗很多的能量,如果"吃不饱饭",它也会没力气干活的。这就需要一个能量泵——血管,血管中的血液不断地为盆腔的器官、肌肉等传送所需的营养和氧气。

现在,你明白什么是盆底了吗? 广义上来说,它是由骨骼、肌肉、结缔组织、血管和神经共同组成的整体。

当盆底肌由于各种因素变得松弛,如从怀孕到分娩,盆底肌长期受压;分娩时,盆底肌更是经历极度地拉扯,由此造成的伤害更是难以衡量。当骨盆底的结构和功能受到破坏后,接踵而来的问题,如大小便失禁、器官脱垂、性功能障碍等,可能造成一辈子的困扰。

关于身体里的这个"盆"你都了解了吗? 现在你还认为它不重要吗?

 # 排尿,你真的了解吗?

　　排尿,是每个人每天都会做的事情。一旦出现问题,生活将会受到很大影响。但是,你真的对它都了解吗?

　　想要了解这个过程,不得不提到一个器官——膀胱。膀胱位于骨盆中,在充满尿液时会膨胀,它就像一个水库,在成人正常功能下膀胱容量范围300～400毫升。虽然一个人不能控制肾功能,但是一个人却能控制膀胱将尿液排出的时间。膀胱储存尿液直到适当的时间和找到合适的地点排尿。

■ 正常人的排尿过程是怎样的呢?

　　排尿反射的低级中枢在脊髓,即该反射可在脊髓水平就能完成,但是同时,排尿反射还受大脑皮层的高级中枢控制,可有意识地抑制或加强其反射过程。比如当膀胱充满尿液时,发送到大脑的信号告诉人们要找到一个厕所。所以排尿反射既受到低级中枢的支配,又受到高级中枢的调控。

　　膀胱这个水库它有三组肌肉,就像水坝一样工作,在人去洗手间的路上能够保持尿液在膀胱里,不会漏出来。第一组是尿道本身的肌肉。

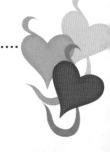

尿道与膀胱连接的区域是膀胱颈，膀胱颈由第二组肌肉组成，称为内括约肌，有助于尿液留在膀胱中。第三组肌肉是外括约肌，其围绕并支撑尿道。

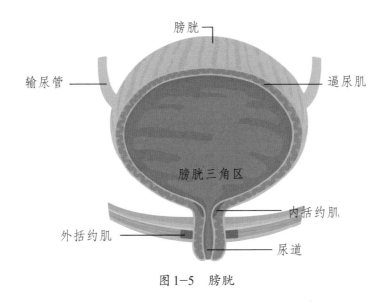

图1-5　膀胱

为了排尿，大脑发出信号使膀胱逼尿肌收缩，膀胱内压增高；与此同时，括约肌松弛，尿道内压下降，尿液通过尿道排出膀胱。

排尿是如何发生的？正常排尿的时候压力来自哪里？为什么能够把尿液排出去？为什么有的人排不了尿而有的人老是漏尿呢？其实很简单，水往低处流，也就是说排尿也存在两种压力的对抗。

一种是排尿的压力。这种压力来自逼尿肌的收缩、腹压和膀胱尿道出口高度差。还有一种就是尿道压力，即尿道关闭的压力，和尿道的长度有关。男性的尿道比女性的尿道长好几倍，所以男性发生尿失禁的概率比女性小。但是男性发生尿潴留的概率较大，因为男性的排尿通路长；其次，尿道半径和尿道腔的形态也是影响尿道压力的因素。年轻人尿道黏膜比较厚，关闭尿道也比较牢固，腔里面都是皱褶也比较密闭，所以也不容易发生上行感染，但是老年人的尿道管腔壁变薄，就特别容易发生感

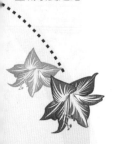

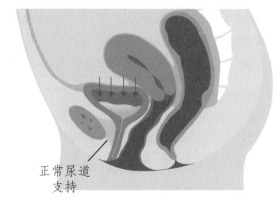

正常尿道
支持

图1-6 排尿

染从而导致漏尿的发生。除此之外，还跟尿道括约肌的活动有关。

正常情况下，当排尿的时候，排尿压力大，尿道压力小，尿液就顺利排出；当不排尿的时候，排尿压力小，尿道压力大，尿液也就漏不出去。

那么在储尿的过程中，膀胱内压始终是小于尿道内压的，因为盆底肌是收缩的，逼尿肌是放松的，内括约肌也是收缩的，膀胱内的尿液越来越多，随着尿液增加，就会有初次尿意，然后到尿意比较强，当环境也允许的时候，大脑告诉我们要排尿的意识，就进入了排尿过程。排

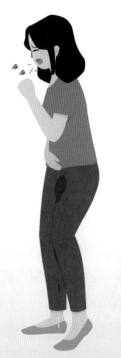

图1-7 漏尿尴尬事

尿过程中，副交感神经兴奋，逼尿肌收缩，括约肌放松。为了改善漏尿，就是让患者在储尿的时候加强他的括约肌和盆底肌的功能，储尿期的时候就不会有漏尿的问题。所以当排尿的压力和尿道的压力，这两者之间的平衡被打破就会出现排尿的问题，比如压力性尿失禁。

腹压增加时膀胱向下向后移动,此时盆底肌反射性的收缩产生向上向前的力量使膀胱颈维持在较高位置,若盆底肌肉收缩力量不足,不足以对抗增大的膀胱内压,导致膀胱内压大于尿道内压,于是出现了漏尿。

排尿究竟是如何发生的?为什么会出现漏尿等排尿异常的情况?看了上面的内容,你找到答案了吗?

PENDI
KANGFU ZHILU

你每天的排便是这样完成的

排便,这个大家再熟悉不过的行为,它究竟是怎样完成的？需要哪些器官、肌肉和神经等的参与或控制？为何会出现排便异常？排便异常有哪些？婴幼儿排便和成人排便的过程是一样的吗？……这些问题都将在本节中得到答案。

■ 粪便是如何形成的？

食物从口腔经过咀嚼沿食管到达胃,在胃内经过研磨、消化,将食物变成细小的颗粒,此后便到达小肠；小肠将营养物质充分吸收、消化,将食物残渣和废物运抵结肠,在结肠中水分被吸收,食物残渣和废物在结肠内细菌的作用下不断被降解,并运送到结肠的远端形成粪便,在结肠的运动下,如袋状往返运动、蠕动和集团运动等运动形式下,将粪便不断运输到直肠；当粪便刺激肛门的结构肛窦时,便引起了排便反射。如果条件许可,则会排便,但是如果环境不允许或不合适,则暂时抑制粪便排出直到环境允许再排便。

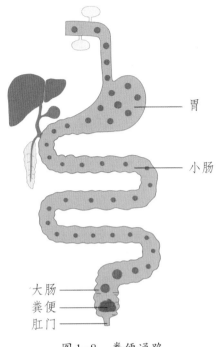

胃

小肠

大肠
粪便
肛门

图1-8　粪便通路

如何完成排便反射？

排便反射主要涉及两种，一种是反射性排便，一种是意识性排便。

反射性排便多见于6个月以内的婴儿，分为两步：第一步，产生便意。当粪便在直肠内累积达到一定的压力时，就会刺激直肠壁上的感受器，通过神经传导促进直肠肌肉的收缩，肛门内括约肌放松，粪便逐渐到达肛门，紧接着产生便意；第二步，自然排出。直肠收缩和肛门内括约肌放松，粪便继续下推，传至大脑，盆底肌放松，肛门外括约肌放松，粪便排出。

意识性排便是在条件允许的情况下，引起直肠收缩、盆底肌放松及肛门内、外括约肌放松，此时增加腹压，压迫直肠，挤着粪便排出，直到排完大便。此时，如果条件不允许，直肠收缩及肛门内括约肌收缩，粪便又回到结肠；同时神经信号传至脊髓，引起盆底肌及肛门外括约肌收缩，暂时阻止粪便的排出；传到大脑，肛门内、外括约肌持续收缩，直到将肛管内

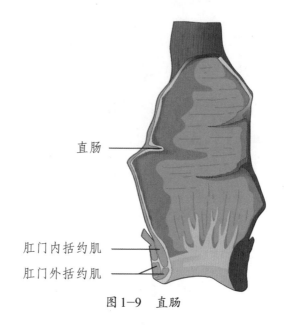

直肠

肛门内括约肌

肛门外括约肌

图1-9　直肠

的粪便挤回直肠,终止排便。

■ 参与排便反射的结构有哪些?

器官:结肠、直肠。

神经:直肠壁神经、脊髓、大脑。

肌肉:耻骨直肠肌、肛门内外括约肌、辅助肌肉(如腹肌、膈肌、臀部肌肉等)。

■ 粪便的种类都有哪些?

进食24小时后排出,排出的粪便为黄色软便;48小时后排出的粪便为棕色棒状硬便;72小时后排出,为枣红色硬块。你可以根据你的粪便形状判断你是进食多久后才排出大便的。

另外,你也可以根据粪便的颜色判断你的健康状况:

1. 黄色,这是胃肠道健康的表现。

2. 呈黑色或褐色,这是一种警示,提示你要注意健康饮食;但如果排出来的粪便比平常黑或呈现紫色,有可能是胃或肠出血,需要当心。

3. 黏血便,可能是患有肠套叠、肠梗阻等疾病。

4. 黏血便中混有油脓,而且持续一段时间,非常有可能患有大肠癌。便秘的人如果拉出漆黑的硬大便,也可能是大肠癌的征兆。

为什么会出现排便异常?

如果粪便在结肠内停留过久,水分过多被吸收,结肠蠕动慢或排便反射异常,则可能会引发排便异常,如便秘。

肛门内、外括约肌不受控制的放松,则可能会引起大便失禁,如神经

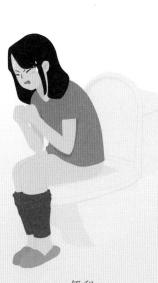
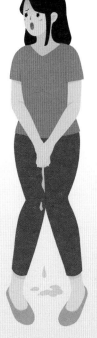

便秘　　　　　　　　大便失禁

图1-10　大便异常

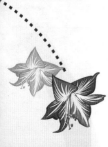

系统疾病或产伤等。

盆底肌异常收缩或盆底功能性障碍（排便时，直肠与肛门肌肉的放松与收缩是相反的，但此时直肠与肛门肌肉同收缩或放松）等导致了大便在直肠内堆积，无法排出引起便秘等。

千万不要小看了排便这一简单的动作，它调用了身体的多个器官、肌肉和神经，任何一个环节出现问题或差错都有可能会导致大便失禁或便秘。

关于排便的这些小常识，你懂了吗？

羞羞的那些事,你知道多少?

"性"能带给男女双方身心愉悦,还可以维护家庭稳定,增进夫妻感情。"性"的过程到底是怎样的?为何有的夫妻会出现性生活不和谐?为何有的人总是没有性高潮的满足感?为何男或女一方总也唤不起"性"趣?

1966年,国外学者Masters等对694例志愿者进行了研究与观察,在其《人类性反应周期》的著作中首次描述正常女性性反应周期分为4期,即性兴奋期(产生性欲望的时期)、平台期(维持性兴奋)、性高潮期和性消退期(性欲消失或减退)。1974年后,又有研究人员对该4期进行了修改,将性兴奋期进一步分为性欲期和性唤醒期,删除了平台期,于是就演变成了3期,分别为性欲期、性唤起期和性高潮期。2001年,Basson等的研究中将男女的亲密度以及各种性刺激增加在性反应周期中,更好地解释了女性性反应的现象。多数临床研究还是将女性性反应周期划分为3期,即性欲期、性唤起期和性高潮期。

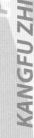

PENDI KANGFU ZHILU

■ 女性参与"性"过程的解剖结构有哪些呢?

1. 女性内、外生殖器
女性外生殖器包括阴阜、大阴唇、小阴唇、阴蒂、阴道前庭;内生殖器

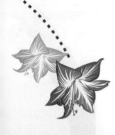

包括卵巢、输卵管、子宫和阴道。内、外生殖器在"性"过程中都起着不可替代的作用。

阴道前庭分泌黏液，起到润滑阴道的作用；小阴唇上分布有大量可以提起性欲的神经末梢和感受器，从而产生性欲；性唤起时，坐骨海绵体肌收缩，阴蒂勃起，产生性欲。因此，外生殖器在性欲期和性唤起期发挥着重要作用。

阴道在未受性刺激时，前后壁彼此贴近，性交时会变长变宽，使得男性的阴茎得以进入。

2. 盆底肌肉

阴道的下1/3包绕着耻骨尾骨肌（又称"爱情肌"），在性交时会包裹阴茎，使得阴茎有紧握感，调节性高潮时阴道的反应，从而达到相互的性刺激。如果耻骨尾骨肌过度紧张，可能会出现阴道痉挛，进而发展为性交痛，降低性生活质量；如果耻骨尾骨肌松弛，将会出现无性高潮，导致性生活的满意度下降。

会阴部的肌群包括球海绵体肌、坐骨海绵体肌和会阴浅横肌，它们的随意收缩能增强性唤起和性高潮，参与性高潮时盆底肌的收缩，增加

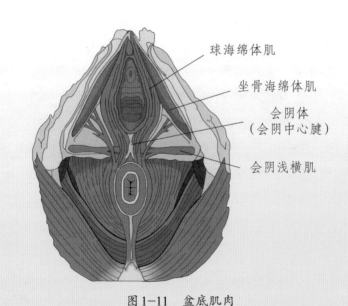

图1-11　盆底肌肉

性快感,因此,生孩子时如果有会阴侧切或会阴撕裂,将会影响产后的性生活。

3. 神经

盆底神经参与会阴部的肌肉收缩、放松和阴蒂区性兴奋的感觉。另外,性唤起主要是通过脊髓反射来完成,使得女性产生性的心理反应。

参与性过程的肌肉如耻骨尾骨肌、会阴部肌群出现异常,可能会导致无法体验到性高潮的满足感;盆底神经的损伤可能无法性唤起或产生性欲;女性随着年龄的增加,绝经期的到来,雌激素水平会出现下降。有研究表明,雌激素水平下降将会导致女性性欲缺乏、性唤起障碍、性高潮困难等;肥胖是引起绝经后女性性欲降低的重要危险因素之一。有研究发现,超重或肥胖的女性与体重在标准范围内的成年女性相比,性满意度较差,随着体重增加,女性的性欲也会有所降低。

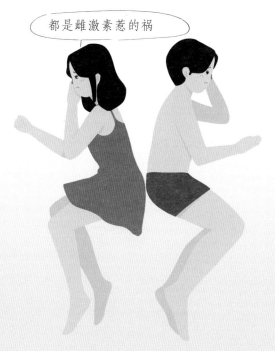

图1-12 "真凶"

如果你想与老公一直有满意的性生活，如果你想拥有长久的"性"福生活，就请平时多做凯格尔运动（Kegel运动）（见P79），产后及早进行盆底康复和控制自己的体重。

"性"福生活，从你每天的行动——增强"爱情肌"（Kegel运动）开始。

生完孩子，你的盆底还好吗？

相信产后的妈妈都经历过这样的心路历程：看看孩子，一脸欢喜；再看看自己，一脸嫌弃。除了形体上的巨大改变会让妈妈们心生烦恼外，还有些难以开口的变化给妈妈们带来诸多不便，例如产后漏尿、阴道松弛、便秘、性交痛等。

在临床上，我们把这些症状叫做盆底功能障碍性疾病，对产后的妈妈来说，这与盆底组织在妊娠和分娩过程中受到损伤有关。

■ 为什么怀孕和分娩会损伤盆底呢？

首先要了解女性的盆底结构？附着在骨盆壁和器官上的韧带、肌肉和筋膜共同组成了盆腔支撑结构，像"吊床"一样，承托着膀胱、尿道、子宫、阴道、直肠等脏器，使它们在相对固定的位置上各司其职。除此之外，尿道、阴道、肛门的开口从这里穿过，所以它参与了控尿、控便、维持阴道紧实度等多项生理功能。如果任一结构损伤都可能引起盆底疾病的发生。怀孕和分娩，盆底到底经历了什么呢？

PENDI

KANGFU ZHILU

怀孕

一是妊娠期逐渐增大的子宫使盆腔重力轴线前移,使整个盆腹腔脏器的重心指向盆底肌,盆底肌肉就处于一个持续的、增重的受压状态,到妊娠足月时子宫重量增加近20倍,胎头会直接压迫、牵拉盆底肌肉和神经;二是妊娠期胎盘激素如雌孕激素、松弛素等都可促进盆底韧带胶原溶解,使盆底的支撑结构变得松弛。

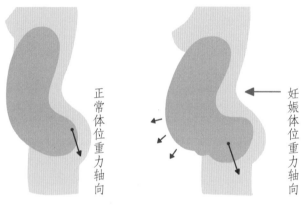

图1-13 孕前后体位变化

分娩

一是胎儿通过产道时,盆底肌肉和神经被极度牵拉,使肌肉组织缺

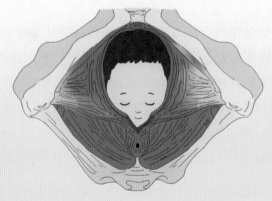

图1-14 分娩变化

血、萎缩、变性和盆底神经障碍,如果准妈妈在分娩过程中遇到难产、器械助产等情况,盆底肌甚至发生断裂,日后发生漏尿和器官脱垂的风险也会增加;二是损伤了盆底筋膜和韧带,导致产后大量结缔组织结构纤维化,破坏了原有的盆底支持系统,进而引发产后盆底功能障碍性疾病。

■ 剖宫产的女性有盆底损伤吗?

有不少产妇认为:剖宫产比较安全,不会造成阴道松弛;剖宫产后,身材不会走样……

真的是这样吗?在临床中,通过B超发现,即便是剖宫产的产妇也会出现盆底肌受损。此外,有研究表明,顺产和剖宫产的子宫脱垂发生率和尿失禁发生率并没有显著差异,也就是说,剖宫产也会出现盆底损伤。

盆底功能受损后,最初可能只是表现为尿频、便秘、阴道松弛,或者性生活不满意等。如果治疗不及时,日后将会出现尿失禁、子宫脱垂、直肠脱垂等情况,严重影响产后妇女的生活质量。

所以说,生完孩子后及时进行产后康复是非常必要的,包括盆底肌锻炼、生物反馈、电刺激、磁刺激、行为训练等非手术疗法,帮助改善盆底功能,尽早恢复因妊娠和分娩造成的盆底损伤,积极预防和治疗盆底疾病。

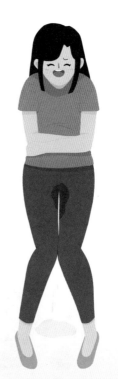

图1-15 漏尿

PENDI
KANGFU ZHILU

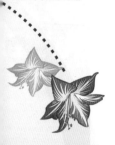

更年期真的那么恐怖吗?

"天呐,我这是更年期提前到了吗?"

"怎么办? 怎么办? 我好像更年期到了"

"最近你老实点,你妈最近更年期"

……

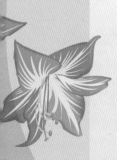

图1-16 女性更年期

更年期真的有这么恐怖吗? 为什么很多女性如此害怕更年期会突然降临? 为什么一听到妈妈、老婆或者女性领导似乎有些更年期的现象就唯恐避之不及?

更年期是女性非常特殊的一个时期,一般出现在40 ～ 60岁。在这个阶段,大部分女性的生理和心理都会发生很大变化,如月经紊乱、骨质疏松、漏尿、性功能障碍、腰背痛、焦虑、易怒、抑郁等,所以,这个时期的女性被称为"灭绝师太"一点都不过分。

■ 为何会有更年期的这些变化？

随着更年期的进展，体内激素水平变化明显。雌激素作为女性最重要的激素之一，在女性月经周期、女性体征、妊娠和绝经中都扮演着不可替代的角色。更年期的女性因雌激素水平下降，会导致泌尿生殖系统、骨骼系统、内分泌系统、心血管系统也发生相应的变化，而与女性身体健康、家庭稳定和夫妻生活联系最密切、影响最大的可能就是盆底了，雌激素水平的降低会直接导致盆底功能的下降，影响排尿、排便和性生活。

研究表明，40～59岁女性盆腔器官脱垂患病率为26.5%，60～79岁女性患病率上升至36.8%，80岁以上者患病率高达49.7%，这与中年之后身体素质下降、雌激素水平下降、肌肉松弛和神经功能降低等有关。

■ 雌激素有这么重要？

雌激素在女性的生长、发育、成熟和衰老的过程中都发挥着非常重要的作用，它的水平升高或降低都会给女性身体和心理健康造成一定的影响。

女性第一次来潮即标志着进入了青春期。卵巢分泌的雌激素促进阴道、子宫、输卵管、乳房等器官的发育，同时也使得皮肤开始变得细嫩，因此会变得越来越美。当女性的生殖功能逐步发育至成熟时，女性便有了孕育新生命的能力。但是，雌激素水平在女性体内并不是一成不变的，雌激素的水平随着年龄的增长也会随之发生变化。一般来讲，35岁以后，卵巢功能开始有所下降，45岁时，雌激素水平能降到高峰时期的一半，此时女性往往会表现出更年期的一些症状。

■ 更年期雌激素水平降低不容忽视

雌激素是维持盆底支持结构完整、营养供给及神经再生所必需的重要物质之一。更年期女性体内雌激素水平显著下降，盆底的盆底肌和结缔组织变得薄弱，支撑力量下降，盆底弹性纤维再生障碍和降解，从而导致盆底功能障碍性疾病的发生，如漏尿、尿频、尿急、盆腔器官脱垂和阴道松弛等发生率增加。

外阴和阴道随着雌激素水平的降低其功能逐渐退化，出现性欲障碍、性高潮障碍等情况，此外更年期还会有阴道脱垂的困扰。雌激素水平的降低还会引起：

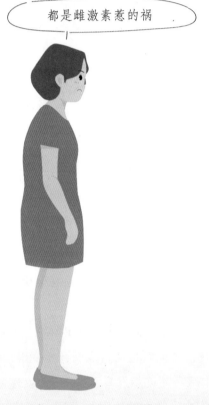

都是雌激素惹的祸

图1-17　"祸首"

1. 器官功能降低　真是应了那句话，人一上了年纪，很多"好朋友"也都找上了门。

2. 加速衰老　对女人来说最可怕不是身体的逐渐衰老，而是"心"的逐渐老去，只要"心"年轻，你就永远不会老。

3. 身型和体态的改变　人一到中年就容易发福，身上到处都是多余的赘肉，这个时候就会想起那句经典的"不想变老"。

■ 更年期怎么办？

1. 保护盆底　千万不要不把盆底当回事，要知道你后半生的幸福可就全靠它了。如果盆底出现异常，你可能会有一爬楼梯就漏尿的尴尬，尿

频尿急憋不住的困扰,更会有和老公性生活满意度大打折扣的烦恼。

2. 保持身体健康　如身体有不适,应及时就诊。如有必要,在医生的指导下口服雌激素。

3. 拥有积极乐观的心态　更年期的你可能会有各种不适应,应与家人多沟通,也可经常出去旅游、散散心,寻找各种可以排解心理烦恼的方法。

"更年期"并不可怕,可怕的是更年期带来的一系列生理、心理的变化,而这些变化你一定要重视。

轻松度过更年期,你的后半生将会迎来"第二春"。

值得关注的盆底疾病

　　盆底是和女性一生的幸福息息相关的重要结构。为什么这么说？人们通常所说的PC肌（爱情肌）就在盆底；胎儿从这里娩出；排便、排尿都经过这里。它像一个柔软的"吊床"一样支撑着盆腔内的膀胱、子宫、直肠等，一旦盆底出现问题，与之相关的器官和功能都将受影响。

　　人体与盆底器官有关的三大重要功能——排便、排尿、性。马斯洛人

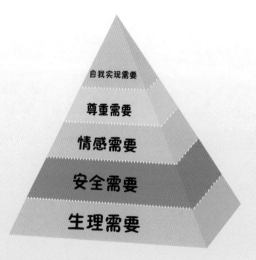

图1-18　马斯洛人体需求层次金字塔

体需求层次论中,生理需要处在最底层,可见盆底器官的重要性。

　　盆底出现问题,与之相关的疾病叫做盆底功能障碍性疾病(PFD),往往是由于盆腔支持结构退化、损伤及功能障碍造成的。而盆底最容易出现问题的时期,一个是产后,一个是更年期。

　　怀孕和分娩是盆底的第一大劫难,有些妈妈产后出现了一些盆底的症状,但是没放在心上,或者难以启齿,迟迟不去就医,等到中年时问题已经很严重,生活质量逐渐下降,有些夫妻甚至因此婚姻破裂。

■ 什么是盆底功能障碍性疾病?

　　盆底功能障碍性疾病对女性来说尤为常见,它是盆底的支持结构(如盆底肌、结缔组织等)损伤或薄弱等,导致盆底功能降低,使得盆腔器官如子宫、阴道等位置发生改变或盆底功能下降而出现的一系列疾病症状。常见的有尿失禁(如漏尿、尿频尿急)、盆腔器官脱垂(如走路、跑步等时下体有摩擦感)、大便失禁、便秘、性功能障碍(如缺乏性欲、无法达到性高潮等)、慢性盆腔痛(如下体疼痛)等。一旦发生,将会影响女性的身心

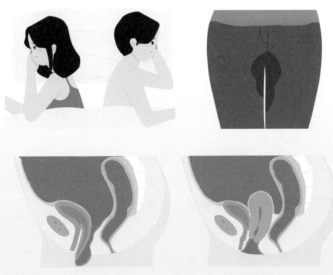

图1-19　PFD成员

健康、生活质量和人际交往，如果不及早治疗，患者可能会因此而抑郁、不愿意与人接触，不利于家庭和谐。

■ 盆底功能障碍性疾病常见吗？

国外报道成年女性尿失禁的患病率约为33%，朱兰教授研究的7个城市的尿失禁流行病学发现其患病率为30.9%，宋岩峰教授调查的门诊阴道脱垂的患病率为25.9%。看到这个数据，你难道没有一点震撼？成年女性平均每3个人中就有一个患尿失禁，每4个人中有1个人患阴道脱垂。你在其中吗？可能你还没有察觉，或者根本没有认为那是病。

另外，随着年龄的增长，PFD发病率有增高的趋势。有研究表明，45岁以上女性尿失禁的患病率高达43.9%。

■ 你需要注意的种种"迹象"

1. 尿失禁

咳嗽、大笑、打喷嚏、搬重物、运动，一不小心就漏尿。

2. 盆腔器官脱垂

常常感觉腰部酸痛、坠胀，小便时感觉下体有肉体样东西脱出，严重者脱出物会因衣物摩擦而出现溃疡。

3. 下体痛

长期外阴区、小腹、臀部、肛门等区域不明原因的烧灼样疼痛，但是又难以准确定位痛点在哪里。经阴道指诊检查（需要专业的医生操作）会触摸到条索状硬结，按摩硬结疼痛会缓解。

4. 性功能障碍

一类是性欲减退，没有性快感、性高潮，多见于盆底肌松弛；一类是性交疼痛，害怕、躲避性接触，多见于盆底肌紧张。

5. 腰痛

经常腰部不适、疼痛，站立、走路的姿势改变，因为盆底肌也参与维持人体姿势的稳定。

6. 便秘

水果、膳食纤维都不缺乏就是解决不了长期便秘的问题。

7. 大便失禁

还没到厕所，大便已经在内裤上了，完全由不得自己。

8. 尿急

总是被一种突然的尿急感逼到厕所，一天能去几十次，但是真到了厕所又排不出多少。夜里也总要起来无数次，没法安稳睡觉。

如果你有这些症状，说明你的盆底功能"告急"了。盆底疾病影响着日常的生活质量，产后妈妈、中老年女性都是发生盆底疾病的高危人群，因此，一旦出现盆底问题，应尽早去医院的盆底中心寻求医生的专业帮助。

盆底康复，懂你的"难言之隐"，你还需要再忍吗？

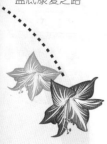

关于盆底疾病,你需要知道

"怎么回事,刚把宝宝抱起来,下面就湿了"

"快,快,快,憋不住了,憋不住了……唉,还是没憋住"

"媳妇啊,大半夜的厕所都跑七八次了,你还睡不睡?"

"自从生完孩子后,每天一走路,老是觉得下体有东西蹭来蹭去的"

"每次跟老公性生活,就会莫名的疼痛,十多年了都……"

……

这些究竟是怎么回事?

它们是病吗?

有办法根治吗?

实际上,这些人都患了盆底功能障碍性疾病。

这是什么病? 好像没听说过。

■ 为什么会发生盆底功能障碍性疾病?

在这里,我们把盆腔器官比做船,盆底肌、筋膜、韧带比作水,盆腔韧带比作缆绳,船如果要稳稳地停泊在水上,离不开水面和缆绳的支持,这就好比盆腔器官要想稳定在盆腔内的位置,就需要盆底肌、筋膜、韧带的

支持和盆腔韧带的固定,此时盆底功能正常,不会出现任何盆底功能障碍性疾病的症状(如图1-20①)。

可是,天有不测风云,"盆底"这个"小船"说翻就翻!

突然有一天,水没了,此时盆底肌的支持力下降(例如孕期,随着子宫的不断增大,盆底肌承受越来越重的力量,超过盆底肌承受极限,它就受损了),维持船(盆腔器官)还在原来位置的重任就完全由缆绳(盆腔韧带)来完成,缆绳(盆腔韧带)被强烈拉伸并承受巨大的张力,但是此时在缆绳(盆腔韧带)的承受范围内,并未发生盆底功能障碍性疾病(如图1-20②)。

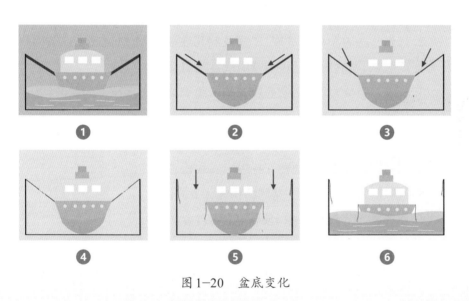

图1-20　盆底变化

如果水位(盆底肌的支撑力)一直没有恢复,缆绳(盆腔韧带)将继续被拉伸(如图1-20③)。时间在不断地延长,缆绳(盆腔韧带)也开始渐渐受损,但是未超过承受力,这个过程中仍未出现临床症状(如1-20④)。

直到有一天,缆绳(盆腔韧带)再也坚持不住,便断了,船(盆腔器官)于是下沉,自然而然盆底功能障碍性疾病就发生了(如1-20⑤)。

盆底功能障碍性疾病仅仅因为盆底肌的支撑力下降就会出现?不是。如果缆绳(盆腔韧带)一开始就断了呢?水面(盆底肌)正常呢?

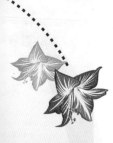

由于手术或先天性解剖结构异常等因素使盆腔韧带破坏,但此时水平面(盆底肌支撑力)正常,船(盆腔器官)靠着水(盆底肌)的支撑依然处在正常位置。而水位(盆底肌支撑力)一旦有任何变化(怀孕、分娩使盆底肌受损)都会造成船(盆腔器官)下沉,此时,盆底功能障碍性疾病就发生了(如1-20⑥)。

■ 盆底功能障碍性疾病发生的原因有哪些?

1. 雌激素　绝经后的女性雌激素水平降低,盆底肌肉及结缔组织支持力量下降。

2. 妊娠　随着孕期的进展,子宫及胎儿逐渐增大,对盆底支持结构的压力逐渐增强,盆底肌力量逐渐减弱或盆底肌受损。

3. 分娩　分娩过程中,盆底肌及结缔组织处于过度拉伸的状态,受到一定损伤。

4. 绝经　绝经后的女性卵巢功能减退,性激素分泌下降,阴道萎缩,盆底解剖结构发生变化,盆底支持组织发生松弛或功能下降。

5. 盆底解剖结构异常　盆底结构先天发育不良。

6. 腹压增加　慢性咳嗽、便秘、重体力劳动等可使腹内压力增加,导致盆腔器官脱垂和压力性尿失禁。

此外,肥胖、年龄、盆腔手术史(如子宫切除术)等均可能会诱发盆底功能障碍性疾病。

想要"船"(盆腔器官)不沉,我们需要保证水(盆底肌、筋膜、韧带)平面不下降以及"缆绳"(盆腔韧带)完好无损,只有这样,我们才能远离盆底功能障碍性疾病。

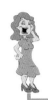 # 漏尿是病?

有这样一群人,她们正饱受这样的困扰:

打喷嚏、咳嗽、大笑会漏尿;

走路、爬楼梯、跑步会漏尿;

提重物、抱娃、跳广场舞会漏尿;

……

这些看似再平常不过的行为,对有的人来说却是一种奢侈,漏尿已经影响到了她们的日常生活,甚至影响她们的工作和人际交往。但是,虽然这部分人不幸,但是她们却认为:

这是人上了年纪之后的正常现象;

很多人都会漏尿,没必要大惊小怪;

现在处于更年期,过了这个时期就会消失的;

……

其实,这些都是认识的误区。因为,漏尿是病,需要治疗。

■ 漏尿影响你的生活了吗?

对照以下问题进行自测:

1. 做家务事,例如做饭、打扫、洗衣服。

2. 体力活动,例如散步、游泳或者其他体育锻炼。

3. 娱乐活动,例如看电影或者去听音乐会之类。

4. 乘汽车或公交离家30分钟以上。

5. 对家庭以外社交活动的参与程度,例如朋友聚会。

6. 情感健康,例如神经紧张或情绪低落之类。

7. 感到沮丧。

以上这些情况下漏尿对你的影响:

A. 没有影响　B.有一点儿影响　C.相当影响　D.非常影响

如果你发现上述情况有影响到你的生活,提示你应到医院及时就诊了。

■ 漏尿根据其严重程度可分为轻、中和重度。

1. 轻度:不影响日常生活,只有在特殊情况下才会漏尿,如跑步或在大笑时。

2. 中度:带来日常生活某些不便,咳嗽或稍微腹部用力就会出现漏尿,可能需要垫护垫、卫生棉或尿失禁裤来时刻保持下体干爽。

轻中度的漏尿可以通过药物、盆底康复[电刺激、生物反馈、Kegel运动(见P79)或阴道哑铃等]、膀胱训练等行为治疗得到完全康复。

3. 重度:日常生活上会受到非常大的限制,形象也会受到影响,这种漏尿可能需要手术治疗。

■ 漏尿是由哪些原因导致的?

漏尿与盆底的损伤有关。有研究发现,妊娠、分娩是导致盆底发生损伤的最重要的危险因素。孕期随着子宫的增大、胎儿的长大,盆底肌受到越来越多的压力,可能会引起盆底肌松弛,对盆底功能造成一定的影响;

阴道分娩时,盆底肌过度的拉伸、神经的受损使得盆底功能可能会出现下降,因此,不管是顺产或剖宫产,产后盆底康复都是非常有必要的。

另外,随着年龄的增长,雌激素水平下降,器官功能衰退,盆底损伤会进一步加重,漏尿的风险也会增加,你会发现,更年期的很多妇科病都能从产后找到源头。所以有越来越多的妈妈在产后积极进行盆底康复,也是为了预防25年后的漏尿。

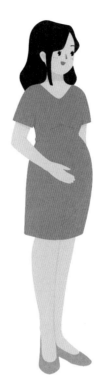

图1-21　孕妇

■ 漏尿有哪些危害?

1. 引发其他疾病　如阴道炎、盆腔炎、膀胱炎、尿毒症、性功能障碍、膀胱癌等。

2. 影响夫妻感情　漏尿远比你想象的对你的生活影响大。

3. 生理方面　反复尿道感染、会阴区皮疹、外生殖器受摩擦破溃或炎症,不利于身心健康。

4. 心理方面　身上常伴有的异味可能会引起焦虑、抑郁、自卑、无助等不良情绪。

5. 社交方面　患者往往会因身上的异味、经常漏尿、害羞等影响正常人际交往。

■ 远离漏尿,你需要做到这几件事:

1. 产后盆底康复

由于妊娠和分娩会对盆底造成一定的损伤,不管生完孩子后有没有

漏尿的情况,你都需要到医院或产后康复中心做产后盆底康复,预防漏尿等盆底疾病的发生。

2. 养成良好的排便习惯

千万不要长时间蹲厕所,现在的年轻人喜欢一边蹲厕所一边玩手机,很容易便秘,导致排便时腹压增大,伴发漏尿的出现。

3. 控制体重

肥胖引起腹部压力增大也是导致漏尿发生的危险因素之一。拒绝暴饮暴食,控制体重,漏尿可能就不会发生在你身上。

4. 尽量减少打喷嚏、咳嗽、抽烟

经常性的打喷嚏、咳嗽或长期吸烟导致呼吸系统疾病(表现为咳嗽、慢性支气管炎),使得腹压增加,诱发漏尿的发生。

5. 盆腔术后盆底康复

子宫切除术、盆腔包块切除术或盆腔器官切除术后,结缔组织和盆底肌等盆底支持结构的天然屏障被破坏,出现漏尿等盆底损伤的发生。有研究发现,全子宫切除术后可使漏尿的患病风险增加30%,少数患者术后出现盆底肌肉的损害导致漏尿或加重原有的盆底疾病症状。因此,盆腔术后的患者更应注意盆底的保护和做盆底康复,不单是预防漏尿等疾病,更重要的是提高术后的生活质量。

6. 避免经常干重体力活

长期的重体力劳动会引起腹压增加,不仅可能会导致漏尿的发生,还可能会引起盆腔器官脱垂。

7. 定期做盆底功能评估(盆底表面肌电 Glazer 评估)

产后42天检查时应做盆底功能评估,成年女性每年1次,40岁及以上女性每年1 ～ 2次盆底功能检查。

漏尿属于盆底功能障碍性疾病的一种,需要积极治疗。

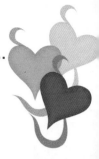

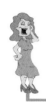

再见,尿频尿急

"我还没来得及跑到厕所就尿裤子了"

"一到夜里,就老是往厕所跑,老伴现在对我意见越来越大"

"一天下来,这都跑了一二十趟厕所了"

……

你可能不知道,在我们中有这样一群人,她们饱受排尿异常的困扰,

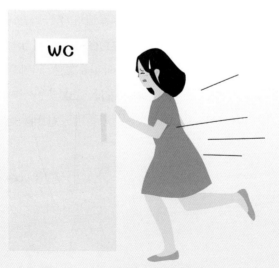

图1-22　尿急

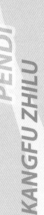

41

每天疲于向厕所奔跑，她们的生活规律因此被打乱……

事实上，她们多数是患上了急迫性尿失禁或膀胱过度活动症，而这些疾病将不同程度的影响她们的日常生活和工作。

■ 什么是急迫性尿失禁或膀胱过度活动症？

急迫性尿失禁？
膀胱过度活动症？

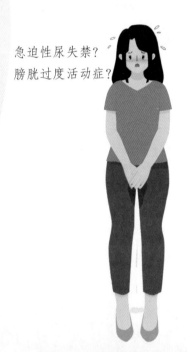

图1-23　什么原因？

急迫性尿失禁的患者最明显的特点就是尿急、漏尿，有的还会有尿频、夜尿增多的情况，一般来讲，患者先有非常强烈的排尿欲望，然后出现漏尿或者出现强烈排尿欲望的同时发生了漏尿。另外，咳嗽、打喷嚏等腹压增加时会诱发急迫性尿失禁的发生。膀胱过度活动症最突出的表现就是尿急，患者总是跑厕所，部分患者还会伴有急迫性尿失禁。研究表明，37%的患者伴有急迫性尿失禁，60～90岁患者伴有急迫性尿失禁可高达50%，与急迫性尿失禁患者一样，膀胱过度活动症的患者也有尿频[成人排尿次数24小时≥8次，夜间排尿次数≥2次，且平均排尿量＜200毫升（半杯水）时可以被称为尿频]和夜尿增多（排尿次数≥2次/夜，患者因尿意而睡醒排尿）。

■ 导致急迫性尿失禁或膀胱过度症发生的原因有哪些？

1.急迫性尿失禁
急迫性尿失禁又分为运动急迫性尿失禁和感觉急迫性尿失禁。运

动急迫性尿失禁在临床检查中发现有逼尿肌不自主性地收缩（逼尿肌收缩，储存在膀胱内的尿液才能经尿道排出），这种情况多发生于老年人，其原因主要为神经系统疾病（如老年痴呆等）、逼尿肌不稳定、膀胱出口部位梗阻等；感觉急迫性尿失禁多是由于膀胱感觉过敏所致，例如膀胱炎、膀胱肿瘤、结石等，常见于中年女性。

2. 膀胱过度活动症

膀胱过度活动症的发生可能与以下因素有关：

（1）神经系统疾病及损伤

糖尿病、脑卒中、老年痴呆等引起大脑的排尿反射异常。有研究发现，78%的脑血管疾病患者和40%～70%的帕金森病患者有尿频尿急的症状。

（2）膀胱出口梗阻

患者会出现排尿困难。

（3）尿道支持结构异常

随着年龄的增加，支持尿道的结构如肌肉功能出现下降。有研究发现，44岁以后膀胱过度活动症的患病率增加，18岁以上人群患病率为5.9%，49岁以上患病率增加至10%。

（4）逼尿肌过度活动

逼尿肌收缩异常，患者频繁跑厕所小便，60%的老年人会有这种情况。

（5）膀胱敏感性增加

膀胱疼痛、膀胱炎症等会使得膀胱敏感性增加，进而导致尿频、尿急。

■ 患有急迫性尿失禁和膀胱过度活动症，该怎么办？

1. 改变生活习惯

少喝含有咖啡因的饮料、茶或软饮料等；肥胖患者应减轻身体的重量，控制体重。

2. 膀胱训练和盆底肌锻炼

白天减少喝水，晚上睡觉前少喝或不喝水，尽量憋尿，逐渐延长憋尿的时间；另外也可以定时排尿，记录排尿（如喝水量、漏尿量等），增加疾病治愈信心，提高生活质量；通过盆底肌锻炼，增强盆底肌的力量，达到控制尿急、缓解尿频、恢复正常排尿间歇时间的目的。具体做法：仰卧，双腿弯曲略微分开，收紧阴道、尿道、肛门，保持3 ～ 5秒，逐渐延长至5 ～ 10秒。每周做3 ～ 5天，每天锻炼2 ～ 3次，每次10 ～ 20分钟。

3. 药物治疗

药物在急迫性尿失禁和膀胱过度活动症的治疗中是必不可少的，可以使用抗胆碱药、钙拮抗剂、前列腺素合成抑制剂、三环类抗抑郁药、M受体拮抗剂或钙通道阻断剂等。

4. 手术治疗

各种非手术的方式治疗无效时，在医生的指导下配合手术治疗。

此外，电刺激、生物反馈和磁刺激也是治疗急迫性尿失禁和膀胱过度活动症的非常有效的治疗方法，这几种方式目前正逐渐成为急迫性尿失禁和膀胱过度活动症的非手术治疗的首选方法。

告别尿频、尿急、憋不住尿的尴尬，您需要多种手段联合治疗。

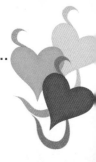

盆腔器官脱垂

刘阿姨在小区花园抱着外孙散步，走着走着突然感觉下体有个物体掉出来，不痛，只是有点拉扯感，也就没太在意。回家检查下体才发现掉下一个如小鸡蛋大小的肉体，因为不痛也不痒就没放在心上，就自行把肉体塞回去了，后来这种肉体经常在走路的时候脱出，甚至是站立时也掉出来，一旦出来再自行塞回。但时间长了出现了摩擦溃烂、分泌物增多、出血的情况。刘阿姨终于意识到问题的严重性，立马来到医院妇产科进行就诊，接诊的医生仔细询问病情并做了相关检查，诊断结果为重度子宫脱垂，最终只能进行子宫全切手术。

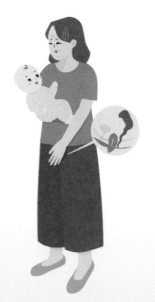

图 1-24 异物脱落

其实刘阿姨这种情况并不是特例，这是中老年女性的常见病——盆腔器官脱垂。因初期症状不明显，所以不容易被发现，等到发现的时候脱垂已经非常严重了，最后只能通过手术治疗。如果出现这些症状应及时就医，避免脱垂加重。

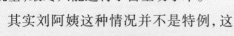

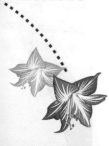

■ 什么是盆腔器官脱垂?

　　盆底肌肉就像吊床一样支撑盆腔器官。盆腔器官包括膀胱、尿道、子宫、阴道和直肠等。一旦肌肉、筋膜、韧带这些盆底支撑结构薄弱或损坏,不能很好地支撑盆腔的脏器,就会导致一个或多个盆腔器官掉入或被挤压出阴道。也就是我们所说的盆腔器官脱垂(pelvic organ prolapse,POP)。

　　研究发现,大于60岁的妇女中盆腔器官脱垂的患病率接近25%,也就是平均每4位60岁以上女性有1位患盆腔器官脱垂。

■ 盆腔器官脱垂的类型有哪些?

　　不同类型的盆腔器官脱垂取决于受影响的盆腔器官。最常见的类型包括阴道前壁膨出(膀胱膨出)、阴道后壁膨出(直肠膨出)、阴道顶端脱垂(子宫脱垂、子宫切除术后穹隆膨出)。

■ 盆腔器官脱垂的症状有哪些?

　　脱垂导致的阴道内的隆起,有时可以感觉到或者看到,患有盆腔器官脱垂的妇女在身体活动或性行为时可能会感到不舒服。

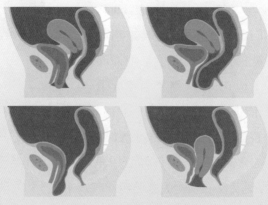

图1-25　盆腔器官脱垂

盆腔器官脱垂的其他症状：

1. 轻者，一般无不适症状。

2. 看到或者感觉到阴道口有块状物脱出。

3. 腰骶部有不同程度的疼痛或下坠感，卧床休息后症状减轻。

4. 站立过久或劳累后症状明显。

5. 阴道前壁膨出者可有排尿困难、活动后漏尿、尿不尽感等；阴道后壁膨出者可有便秘、排便困难等。

6. 严重时脱出的器官不能回纳，可有分泌物增多、溃疡、出血等。

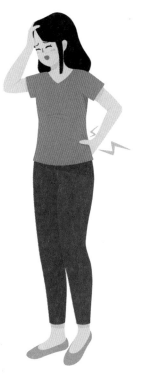

图1-26 困惑

■ 哪些人容易患盆腔器官脱垂？

1. 妊娠期女性

整个妊娠期子宫重量逐渐增加，导致直接压向盆底支持组织的重力增加，从而将诱发盆腔器官脱垂的发生。同时，随着妊娠期的增加，盆腔器官脱垂也会逐渐加重。在妊娠期间进行盆底肌锻炼能有效降低盆腔器官脱垂的发生率。

2. 产后女性

大量研究表明，分娩尤其是经阴道分娩是盆腔器官脱垂发生的高危因素。因此，生产的次数越多，盆腔器官脱垂发生的风险也越高。选择剖宫产就能避免盆腔器官脱垂的风险吗？不能。剖宫产的保护作用是有局限性的，由于阴道分娩对盆底组织的影响主要由临产后宫缩所产生的直接压迫和牵拉，所以临产后的剖宫产起不到保护作用，因此我们应避免选

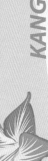

择性剖宫产的滥用所带来的潜在风险。

3. 中老年女性

年龄越大发生盆腔器官脱垂的概率越高,且每增加10岁该病的患病风险就会增加4%。绝经女性是盆腔器官脱垂的易患人群,由于绝经后女性体内雌激素水平明显降低,盆底支持组织修复再生能力有可能降低,容易导致盆底支持结构薄弱,易发生盆腔器官脱垂。

4. 长期腹压增大的女性

长期腹内压增加将导致或加重盆腔器官脱垂。引起慢性腹压增加的因素有慢性咳嗽、长期便秘、腹水、盆腔肿瘤、举重以及穿紧身胸衣、用力屏气等。

5. 重体力劳动者

从事重体力劳动的女性发生严重盆腔器官脱垂的可能性明显高于从事其他工作种类的女性,患病风险依次为:重体力劳动者>家庭主妇>服务业>技术行业>管理行业。

6. 肥胖女性

肥胖可引发不同程度的盆底功能障碍性疾病,尤其有可能引发尿失禁,而衡量一个人的肥胖程度是看体重指数(BMI)。BMI>30的女性盆腔器官脱垂的患病率较BMI<25的女性高。

7. 患有盆底疾病家族史的女性

子宫脱垂有时可见于年轻未产妇,甚至处女中,由此推测这类子宫脱垂可能由先天性盆底组织发育不良,或由某些遗传因素所造成。盆腔器官脱垂有家族倾向,假如你的母亲或姐妹中有人患盆腔器官脱垂,那么你本人患病风险也会增高。

8. 有盆腔手术史的人群

许多研究表明子宫切除术可能是术后盆腔器官脱垂发病的危险因素之一。除此之外,盆腔重建术后也有可能引发盆腔器官脱垂,如进行阴道手术可增加盆腔器官脱垂的风险。

如果您属于以上人群,可通过积极的盆底肌锻炼预防盆腔器官脱垂的发生。您也可以参照自身情况与盆腔器官脱垂症状对比——女性不注意这些症状，"它"真的会从私处掉出来，如有症状及早就医，不要等到症状加重而发生无法挽回的痛苦。

便秘,赶走你不容易

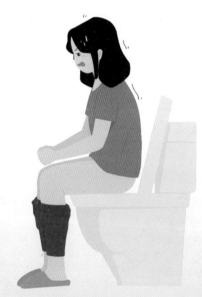

图1-27　便秘

如果要你用一句话或一个词形容便秘,你会怎么说?

便秘就像下水道堵塞,干着急;

恨不得使上吃奶的力气,可还是拉不出来;

里急后重;

……

随着生活节奏的加快,饮食习惯的改变,工作压力的日益增大,精神焦虑、抑郁等,越来越多的人患上了便秘。每天在厕所一蹲就是大半天,可还是拉不出、拉得少,有的人便秘久了痔疮也随之出现。究竟是哪些原因导致了便秘?为什么很多人便秘却不能得到根治呢?

■ 便秘的这些尴尬症状你有吗?

大便次数减少、大便干硬、排便费力、总是排便不净、里急后重、腹痛等,如果你有上述这些现象,千万要小心,应尽早解决便秘。如果长期便秘不治疗,可能会引发痔疮、心脑血管疾病、漏尿等。

■ 你的便秘属于哪一种?

便秘分为器质性便秘和功能性便秘,肿瘤、疾病、术后等继发性因素引起的便秘称之为器质性便秘,排除药物性因素引起的便秘和器质性便秘之外的便秘为功能性便秘。功能性便秘多与结直肠的功能异常、盆底功能降低或异常、盆底肌肉的功能异常等有关。大部分人的便秘为功能性便秘。

■ 小心,这些因素与功能性便秘有关

1. 盆底功能下降

正常排便时,直肠收缩,耻骨直肠肌(盆底肌中控制排便中非常重要的一对肌肉)和肛门括约肌放松,但是便秘的部分患者出现这些肌肉的异常收缩或参与排便的器官、肌肉等不协调。

2. 排便动力学异常

结直肠的动力学异常引起的便秘表现为患者排便时费力,增加腹压时还是无法将大便顺利排出。

3. 生活习惯

饮食中由于食物过于精细、膳食纤维少,喝水少而引起大便干结,排出费力等,另外现代人生活节奏快、工作压力大、人为减少或控制排便。

4. 精神心理

研究表明,抑郁、焦虑的患者常伴有胃肠功能障碍,功能性便秘患者多有明显的神经质特点。

5. 性别

女性更易患便秘,孕期盆底肌的损伤、盆腔手术都可能会更易发生便秘。围绝经期(女性绝经前后内的一段时间,一般是从45岁开始到绝经后的1年内)的女性雌激素水平的降低,盆底功能下降也使得女性步入中年之后容易出现便秘。另外,女性容易受环境因素的影响,出现情绪不稳定、抑郁等精神心理问题,会影响结直肠的功能,使得结直肠的功能下降,从而引起便秘。

6. 年龄

有研究发现,20～40岁的中青年人便秘的患病率高达50.4%,而60岁以上人群为30.9%。中青年便秘的发生率如此之高可能与精神心理因素有关,而老年人群则可能主要是与器官功能衰退、盆底功能下降等有关。

■ 患了功能性便秘,怎么办?

1. 改变生活方式

日常饮食中应多吃含有膳食纤维的食物,如绿叶蔬菜、水果等,吃完后应适当走动。俗话说"饭后百步走,活到九十九",这话还是有一定道理的,但饭后不宜做剧烈运动,如跑步。另外,现代年轻人都是手机不离手,但是蹲厕所玩手机这种行为应尽量避免,因为玩手机会使得蹲马桶的时间延长,容易引发便秘、痔疮等。

2. 药物

便秘痛苦难忍,很多患者只能使用缓泻剂、促进肠蠕动和益生菌制剂等药物才能缓解,但是这种方式治标不治本,应找到导致便秘的真正病因,才能彻底解决便秘。

3. 生物反馈

生物反馈具有简单有效、非侵入性、无不良反应的特点,可以改善功能性便秘的症状及患者的精神心理状态。循证医学研究证实,生物反馈

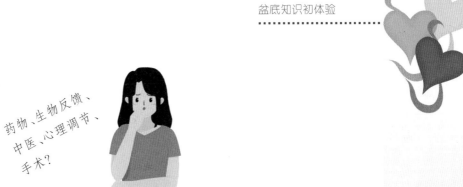

药物、生物反馈、中医、心理调节、手术?

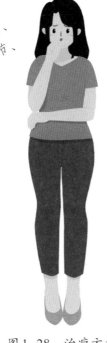

图 1-28 治疗方式

是治疗功能性便秘的有效方法,有效率高达73% ~ 76%。生物反馈从改善盆底功能,提高结直肠传输功能,增强腹肌和肛门内外括约肌的功能等方面,达到治疗便秘的目的。

4. 中医

部分人在改善或解决疾病的时候往往会选择中医,认为中医对身体的不良反应小。确实,中药、针灸、按摩等方式也可以在部分程度上缓解或治疗便秘。

5. 心理调节

一旦患上了便秘,患者会有不同程度的焦虑、抑郁等,另外生活工作压力导致的精神紧张、精神压力大等需要在治疗便秘的同时予以心理方面的指导,教会患者如何放松自己,在生活和工作中控制自己的情绪,帮助治疗或缓解便秘。

6. 手术

如果便秘非常严重、解剖或器官功能异常者可考虑手术治疗。

　　彻底解决便秘,需找到真正引起便秘的病因所在。不好的生活习惯引起的便秘,需要改变自己的生活习惯;结直肠传输功能异常、盆底功能异常等因素引起的便秘,即使一日三餐都吃水果,喝再多的水也没用,生物反馈治疗才能有效解决该类便秘;焦虑、抑郁等精神因素引起的便秘,需要从心理方面着手,也可以通过生物反馈的方式让自己学会放松。

　　冰冻三尺,非一日之寒,一旦患上了便秘,越早治疗效果越好。

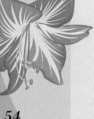

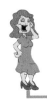# 尴尬，大便失禁了

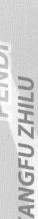

一帮朋友聚会，正当大家谈笑风生之际，一股强烈的大便的臭味突然弥漫了整个房间，有人大便失禁了，然后大家开始四处张望……

正常情况下，肛门处于关闭的状态，大便只有在条件许可的情况下才会排出，但是有的人在这方面却有些不尽人意，大便会不经意间排出，而且无法控制。大便失禁分为压力性（如搬重物、打喷嚏等腹压增加时出现大便失禁）、急迫性（急于大便，但是还没有到厕所就拉到内裤上了）和无意识性（如脑卒中患者）。大便失禁排出的可能是气体、液体粪便，也可能是固体粪便。

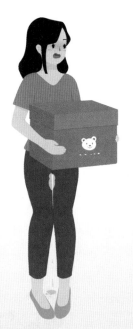

图1-29　大便失禁

■ 大便失禁知多少

大便失禁根据其严重程度可分为轻度和重度。轻度大便失禁是指排

出气体或液体粪便,内裤上可见;重度大便失禁排出的为固体大便。

千万不要低估了大便失禁,其对家庭和社会都会产生重要的影响。在美国,大便失禁的患者每年单用于成人尿布的花费超过4亿美元。

为什么会大便失禁呢?

排便是一个很复杂的过程,它需要有器官、神经、肌肉等的参与和相互协作,任何一个环节出问题都有可能导致大便失禁。

1. 疾病因素

细菌、病毒和寄生虫等引起腹泻是大便失禁发生的原因之一;糖尿病、甲亢等内分泌异常;炎症性肠病;脑创伤、脑血管意外等都可能会引起肠道功能失调,导致大便失禁。

2. 盆底功能异常

对于成年女性来说,产科损伤如阴道分娩是盆底功能异常的重要诱发因素。有研究表明,10%阴道分娩的女性有肛门括约肌裂伤、会阴Ⅲ~Ⅳ度撕裂,肛门括约肌损伤的发生率为0.5%~5.9%。肛门括约肌撕裂但是未被发现的患者发生大便失禁的风险是正常人的8.8倍。另外,阴道分娩时的过度牵拉和对盆底肌的压迫可能会损伤盆底神经,排便的感知能力下降,最终导致大便失禁的发生。由此可见,分娩对盆底的损伤,不仅会导致产后妈妈出现漏尿、阴道松弛、便秘等情况,也可能会使得产后女性容易发生大便失禁。

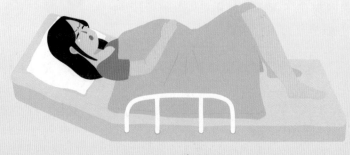

图1-30　待产孕妇

与分娩相关的其他因素如产钳、第二产程延长、胎儿体重过大、枕后位先露都会导致产后或中老年后出现大便失禁,使得大便不受控制。此外,与排便相关的肛门手术也是导致大便失禁的重要原因。

3. 肠道功能紊乱

这是导致大便失禁的危险因素之一。可以通过以下标准判断自己是否患有肠易激综合征或功能性腹泻。

肠易激综合征　在最近3个月内,每月至少有3天会反复出现的下腹痛或不舒适,并出现以下至少两种情况:(1)症状在排便时减轻;(2)症状发作时伴有大便次数的改变;(3)症状发作时大便形状改变。

功能性腹泻　超过75%的情况大便的形状是散开的或水样的,但大便时没有疼痛。

■ 如何摆脱大便失禁的尴尬?

一旦发生大便失禁,首先应采取保守的治疗方式,如饮食调节、药物治疗、生物反馈和电刺激等。一段时间后,如果保守的治疗方式没有效果或轻度缓解或更加严重的情况下,则需要到医院在医生的指导下进行相应临床检查来决定是否开展手术或制定新的治疗方案。

1. 改变饮食习惯

每天的饮食中应避免辛辣等刺激性食物,少吃或不吃油腻食品,中、晚餐应该荤素搭配均匀,不应挑剔肉或蔬菜,改善胃肠功能。

2. 盆底肌锻炼

坚持每周做Kegel运动(见P79)或使用阴道哑铃增强盆底肌和肛门括约肌的力量,提高排便的控制能力,可以帮助缓解大便失禁。

3. 生物反馈

它是通过唤醒损伤的盆底肌肉和神经,提高直肠感觉到大便抵达的能力,增强肛门括约肌的力量,从而达到改善控制排便的目的。另外,生物反馈是气体和液体大便失禁的首选方法,同时结合在家里做盆底肌锻

炼,能提高患者的生活质量和消除患者的困窘心理。

4. 电刺激

多项临床研究表明,骶神经电刺激的疗效维持时间久、安全性高、并发症少,电刺激肛门括约肌及盆底肌使之产生有规律的收缩,可以改善部分大便失禁患者的症状。

5. 磁刺激

磁刺激虽然在大便失禁的临床治疗中的应用尚处于起步阶段,但是其以无创、无痛、无侵入的优势正在逐渐得到临床医生和患者的认可。

6. 药物

目前用于改善或治疗大便失禁的药物有很多,包括纤维补充剂、三环类抗抑郁药物、渗透性泻药、栓剂或灌肠剂等。不同的药物在治疗大便失禁方面发挥的作用也不同,例如三环类抗抑郁药物对肠易激综合征导致的大便失禁非常有效。此外,还可以通过针灸方式改善大便失禁。

7. 手术

如果以上方式对于大便失禁均得不到有效改善,则可以考虑采取手术方式。

大便失禁,尴尬难忍,你需要尽早解决,拖得越久,对你的生活、工作和人际交往影响越大,更不利于家庭的稳定与和谐。

盆腔痛，要不要忍？

在众多令人不舒服的感觉中，疼痛是最让人难以忍受的。有一种疼痛的部位主要集中于下腹部，它可能由于各种疾病引起，如妇科疾病、消化系统疾病、泌尿系统疾病、骨骼肌肉系统疾病、神经系统疾病等，不容易找到它的病因，患者往往四处求医多家问诊，却迟迟得不到缓解，可能会延续多年，对患者生活、工作、精神和心理都带来很大影响。它可能会让你不好意思同亲戚朋友谈及，更羞于去医院就诊，可能会让你对生活失去希望，这就是慢性盆腔疼痛。

■ 慢性盆腔疼痛究竟是什么？

感染、炎症、创伤等病因明确的盆腔痛称为慢性盆腔疼痛；没有找到明确的病因，也不知道是何种因素导致的盆腔痛又称为慢性盆腔疼痛综合征，这种盆腔痛主要与盆底肌的过度活动有关（即盆底肌肉高度紧张，无法或很难放松下来），主要有外阴痛、膀胱痛和肛门直肠痛。外阴痛为泌尿生殖道疼痛（如尿道、阴道疼痛等），多为灼烧样疼痛，在局部压力增加时如穿紧身衣、性生活等会诱发疼痛，这种疼痛常见于年轻女性；膀胱痛也称为间质性膀胱炎，表现为尿频、尿急、夜尿增多，本病在妇科的患病

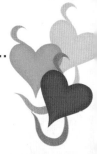

PENDI
KANGFU ZHILU

率为8%，其中90%的患者为女性，而30%的患者小于30岁；功能性肛门直肠痛多是由盆底肌的过度活动引起，盆底功能评估结果（Glazer评估）提示盆底肌肉张力过高，盆底肌紧张。

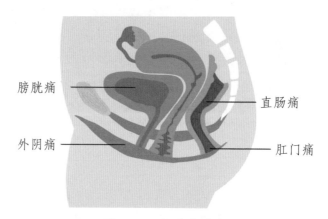

膀胱痛　　　　　　　　　　　直肠痛

外阴痛　　　　　　　　　　　肛门痛

图 1-31　各种盆腔痛

慢性盆底痛的持续时间至少6个月，患者饱受疼痛的折磨，生活质量明显降低，精神压力大。有研究表明，慢性盆底痛患者中，心理异常者高达67%，其中抑郁和焦虑的患者达40% ～ 60%。因此，慢性盆底痛患者应尽早就医。痛，无需忍，忍不得。

■ 哪些因素导致了慢性盆腔疼痛的发生？

1. 疾病因素

很多疾病会继发或伴发慢性盆腔疼痛，妇科疾病如子宫内膜异位、盆腔肿瘤、盆腔粘连等；消化系统疾病如肠易激综合征、炎性肠病、肠道肿瘤、慢性便秘等；泌尿系统疾病如间质性膀胱炎、膀胱肿瘤、反复尿道感染等；骨骼肌肉疼痛如尾骨疼痛、背部疼痛、盆底肌痛、纤维肌瘤等；神经系统疾病和全身性疾病如偏头痛等。

2. 心理、精神因素

工作生活压力大导致的精神紧张会导致肌肉紧张，如果长期受到较

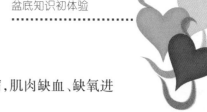

大的精神压力,会使得肌肉出现持续的、不自主的收缩,肌肉缺血、缺氧进而导致疼痛。

3. 盆底功能异常

盆底缺血、缺氧会使得盆底释放大量的导致疼痛的物质引发疼痛。另外盆底肌的异常,如局部肌肉痉挛收缩而导致肌肉张力过高和缺氧,也会出现疼痛。

4. 内分泌失调

研究表明,雌激素有扩张血管的作用,孕激素可以起到收缩血管的作用。如果卵巢功能下降,雌激素会大量产生,雌激素和孕激素处于不平衡的状态导致疼痛的发生。

■ 患了慢性盆腔疼痛,首先应去除病因,然后还可以这样做:

1. 腹式呼吸

疼痛的时候,腹式呼吸是一个非常好的放松方式,可以使紧张的肌肉放松下来。具体方法:平躺、坐着、站着、下蹲等各种姿势都可以,以平躺的姿势为例,将右手放在胸前,左手放在腹部,鼻子慢慢吸气,鼻子吸气的同时慢慢将肚子鼓到最大,然后用嘴巴慢慢呼气,肚子逐渐回落到原来的位置,同时保持胸部不动,不随着肚子的起伏而变化,如此吸气、呼气交替进行,每天进行5～10分钟的腹式呼吸,有助于盆底肌肉放松,也可在疼痛时做腹式呼吸,有助减轻疼痛对身体造成的不适。

2. 家庭锻炼

自己在家中进行外阴和阴道口的按摩和拉伸,有助于改善盆底血液循环,减轻疼痛。

3. 电刺激

低频电刺激结合生物反馈可以降低盆底肌肉的紧张,改善盆底肌功能,从而达到盆底肌放松和治疗慢性盆腔疼痛的目的。临床实践证实,低

频电刺激的方式可以有效治疗慢性盆腔疼痛。

4. 磁刺激

磁刺激可以让慢性盆腔疼痛患者坐着就能达到治疗的目的。磁刺激治疗具有无创、无痛、无侵入的优势，这种治疗方式的原理是通过随时间变化的磁场作用于盆底，调节盆底的肌肉和神经，改善盆底功能，对于慢性盆底痛能缓解肌肉紧张状态，减轻疼痛。磁刺激对慢性盆底痛的治疗效果目前已得到多个临床研究和实践的证实，越来越多的临床医生使用磁刺激治疗慢性盆腔疼痛。

5. 心理治疗

被慢性盆腔疼痛折磨的患者往往会有情绪不稳定、焦虑、抑郁等心理障碍，因此，在慢性盆底痛的治疗过程中应加入心理治疗，教会患者在疼痛时如何放松自己，如何在工作生活压力大的时候调节自己，从而增强患者彻底治愈的信心，帮助提高治疗效果。

6. 其他

部分慢性盆底痛患者疼痛难忍，可以使用镇痛药等药物治疗。此外，慢性盆底痛的患者是否进行手术应根据情况而定。

摆脱慢性盆腔疼困扰，从解决疼痛开始。

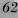

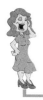

你为什么不"性"福?

说起性功能障碍,人们往往会跟男性联系到一起,女性群体却被忽视。其实女性性功能障碍的问题也很普遍,比如产后性功能障碍的患病率为49%～83%,初产妇产后更高达70.6%。而性功能障碍的问题关系到婚姻和家庭的和谐、生活质量,所以每位女性都应重视。

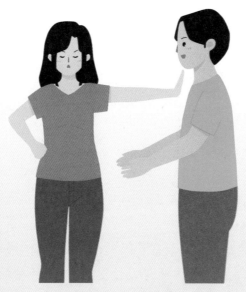

图1-32　家庭不和谐

PENDI KANGFU ZHILU

63

什么是女性性功能障碍？

女性性功能障碍（Female Sexual Dysfunction，FSD）是指女性个体不能参与其所期望的性行为，且在性行为过程中不能得到或难于得到满足。妊娠、分娩、授乳、避孕及绝经是女性一生中的重要事件，女性会遭遇这些特殊时期带来的各种性功能障碍的问题。

女性性反应过程包括性欲—性唤起—性高潮，在这个性反应周期中的任何一个阶段都有可能出现问题。

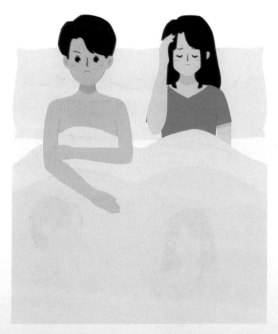

图1-33　夫妻不和睦

哪些原因会破坏你的"性"福？

1. 年龄　年龄是FSD的危险因素，女性年龄＞40岁后阴道润滑障碍、性高潮障碍增加，年龄＞50岁后性交疼痛发生率增加。

2. 绝经　雌激素减退后阴道干涩和性交疼痛增加，使性欲和性生活频率明显下降。

3. 疾病　如糖尿病、高血压等会导致阴道润滑度下降，有尿失禁症状者发生阴道润滑障碍和性交疼痛是没有症状人群的4～7倍。

4. 精神状况　抑郁症可以导致FSD，情绪不稳定、焦虑、缺乏自信、曾有不愉快性经历均会引起女性性欲低下。

5. 教育、经济、社会地位多数流行病学调查发现，女性受教育程度越高，FSD发生率越低。

6. 妊娠数　女性的精力被多次生育、抚育子女、处理繁杂的家务所占据，女性因害怕妊娠会减少性生活频率。

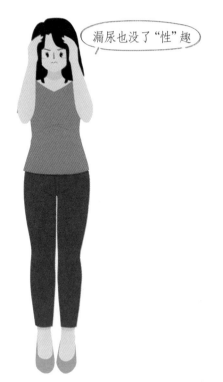

漏尿也没了"性"趣

图 1-34　女性困扰

7. 两性关系　亲密融洽的两性关系是女性性功能的保护因素，两性关系不和睦、常有矛盾和冲突、相互之间缺乏信任和亲密行为，这些都强烈影响女性的性反应。

■ 你的不"性"福属于哪一种类型？

1. 性欲障碍

持续性或反复发生的性幻想和性欲望低下或缺如，造成个人痛苦，性生活被动，害怕甚至拒绝配偶的性接触。平常所说的"性冷淡"就属于性欲障碍。

2. 性唤起障碍

持续性或反复发生不能获得和维持足够的性兴奋，表现为主观性兴

PENDI
KANGFU ZHILU

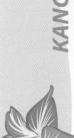

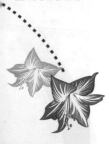

奋、性器官及身体其他部位性反应的缺失。性唤起障碍包括阴道的润滑、阴蒂及阴唇的感觉及阴道平滑肌舒张等作用的减退。

3. 性高潮障碍

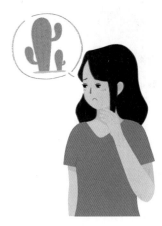

图1-35 不"性"的困惑

虽经充分的性刺激和性唤起，但发生持续性或反复发生的性高潮困难、延迟或缺如。

4. 性交疼痛障碍

（1）性交痛：反复发作或持续性的性交时生殖器或下腹疼痛。

（2）阴道痉挛：反复发作或持续性阴道外1/3平滑肌的不自主痉挛性收缩，干扰阴茎的插入。

（3）非接触式性交痛：由非直接性交活动引发的反复发作或持续性生殖器疼痛。

以上这些都在不知不觉中影响女性的"性"福生活。改善性功能需要多方面寻找原因，而对于因为盆底疾病引发的性功能障碍，比如盆底肌松弛导致的无性快感、盆底肌高张状态导致的性交痛等，需要尽早进行盆底康复，帮助女性更轻松地找回走失的"性"福。

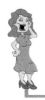

我的盆底我做主

怀孕中期以后便开始漏尿,认为这是随着胎儿逐渐长大,压迫膀胱和尿道的正常现象;

生娃后,胃口好,身材恢复得也不错,不需要做产后盆底康复;

顺产需要做盆底康复,剖宫产不需要;

工作压力大,长期坐在电脑前,反复便秘,这是办公室女性常有的情况;

每天跳广场舞,早晚锻炼身体,我不需要做盆底康复;

曾经患有盆底疾病,现在已经完全康复,以后不需要再做盆底康复了;

每天一走路,下体就有肉肉的东西掉出来,手一塞回去,很快就没事了,不需要看医生;

……

上述这些情况是很多人对产后或盆底康复认识的误区,认为只要产后吃得好,喝得好,身体就肯定会恢复得不错;认为只要别人跟自己有一样的情况,即使身体有些不适,也认为没事;认为只要步入中年之后,有些疾病的发生是正常的,根本不用担心……

事实上,有的人之所以会出现漏尿、走路时下体有东西掉出、便秘等

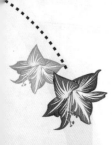

现象,很可能是盆底肌出现了异常,盆底功能已经下降。

■ 盆底肌在什么情况下会出现异常?

如果把盆底比喻成一栋大楼,骨骼就是这栋大楼的柱子,支撑这栋大楼;肌肉就是地基,如果地基因各种原因不稳固,这栋大楼就可能会随时倾倒。如果盆底肌出现任何异常,盆底功能也会随之降低,导致便秘、大便失禁、盆腔器官脱垂、漏尿、性功能障碍等盆底疾病的发生。

1. 妊娠和分娩

随着孕期的进展,胎儿的生长发育,子宫逐渐增大,腹部渐渐隆起,盆底肌受到越来越重的力量。由于长期受到较大的压力,盆底肌可能受损或异常,盆底功能出现下降;阴道分娩时盆底肌被过度地拉伸,盆底神经可能受损,盆底功能也会降低。

2. 雌激素水平降低

女性到了更年期或处于围绝经期(从45岁左右开始到停经后12个月内的时期),雌激素水平降低,盆底肌或结缔组织等盆底支持结构的组成成分会有所变化,导致盆底肌变薄、盆底肌异常、盆底功能下降。

另外,年龄、生产的产次、长期腹压增加(如慢性咳嗽、便秘等)、经常性重体力劳动、久坐、精神压力等可能会导致盆底肌异常。

因此,保护好盆底肌很重要。

■ 如何保护盆底肌?

首先,我们应知道盆底肌在哪。

1. 排尿中断法

尝试在排尿的时候突然中断,认真用心感受一下,尿道周围是否有肌肉在收缩,收缩的那部分肌肉就是盆底肌。但请注意,此动作只是帮助我们找到盆底肌的位置,切不可经常做排尿中断的动作,否则会引发盆底疾病。

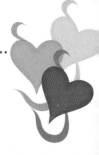

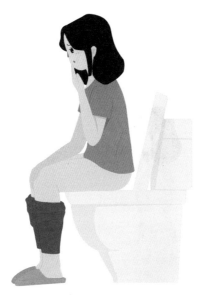

图1-36　排尿中断寻找盆底肌

2. 手指法

将手清洗干净戴上指套,然后把1～2根手指插入阴道,用力包裹手指,这个时候你会感到阴道周围有肌肉在收缩,收缩的肌肉即我们说的盆底肌。你如果一次无法准确感受盆底肌的收缩或找不到盆底肌,可以多尝试几次。另外,如果手指插入阴道的时候阴道疼痛,表明盆底肌肉紧张,这个时候需要放松再将手指插进去,如果还是疼痛,可以尝试用排尿中断的方法找到盆底肌。

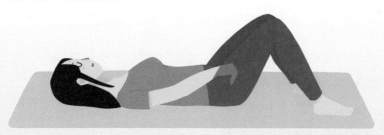

图1-37　手指寻找盆底肌

其次,我们应知道如何才能保护好盆底。

女性从25岁以后身体开始逐渐步入下滑的状态,身体的保养很重

要,尤其是盆底的保护,今天的你是否精心呵护盆底决定了后半生的生活质量。定期盆底功能评估很重要(盆底表面肌Glazer评估),建议成年女性每年1次,中老年女性每年1~2次。

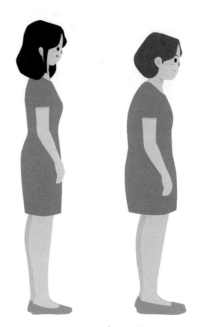

图1-38　盆底功能评估

■ 不同年龄段女性应该做到这些:

孕期及产后女性

1. 控制体重

孕期应控制自己的体重,不应过度饮食,一方面腹部压力过大可能会损伤盆底肌,另一方面可能会使得胎儿过重,不利于分娩。

2. Kegel运动(见P79)

在身体条件允许的情况下,每天适当做Kegel运动是有必要的,但是孕期Kegel运动应以不疲惫或身体无不适的情况下进行。

3. 有氧运动

游泳、瑜伽是非常不错的孕期有氧运动方式,有助于增强盆底肌功能。

4. 避免便秘

由于增大的子宫向后压迫直肠,孕期激素、饮食结构的变化等使得便秘成为孕晚期的常见现象,严重的便秘会损伤盆底功能,增加孕期漏尿等盆底疾病的风险。因此,孕晚期应注意饮食中荤素搭配、多走动等促进胃肠蠕动,以改善便秘。

5. 产后盆底康复

生完孩子后多数女性都非常注重产后康复,不管是顺产或剖宫产,都应在产后42天后尽早做盆底康复,帮助宝妈尽快恢复盆底功能。从长期来讲,也可以达到预防盆底疾病的目的。

中老年女性

1. Kegel运动或使用阴道哑铃

坚持做Kegel运动或使用阴道哑铃有助于改善盆底肌功能,对于盆底肌肉紧张的女性,建议应先进行放松训练,如腹式呼吸、音乐放松等。Kegel运动或使用阴道哑铃建议每周3～5次,每天2～3次,每次10～20分钟。

2. 避免肥胖

步入中年以后,女性应尽量避免中年发福或肥胖,肥胖的女性腹部压力也会随之增加,盆底肌受到的压力也会相应升高,盆底肌的异常可能就会随时出现。

3. 保持积极乐观的心态

围绝经期的女性,生理、心理都会发生一些变化,可能会给女性带来很多不适应,焦虑、抑郁等不良心理可能会接踵而至,因此,保持一个积极乐观的心态很有必要,这个时期的女性应多与家人、朋友沟通。

其他还应注意的:

1. 避免久坐

办公室女性由于工作性质可能会经常处于坐姿,盆底长期受压,不仅

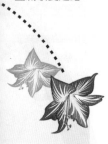

会引起便秘等盆底疾病,还可能会使得小肚腩越来越大。因此,工作之余,适当走动是有必要的。

2. 尽量减少重体力劳动

重体力劳动会使得腹压增加,引起盆底肌受损,盆底功能出现下降。

3. 盆底肌训练

随着现代年轻人越来越追求高品质的生活,保养盆底是想要追求高品质生活不可缺少的,坚持做 Kegel 运动(见 P79)或使用阴道哑铃是维持盆底功能的重要方式之一,此外电刺激、磁刺激、生物反馈也是保护盆底的非常有效的手段。

盆底肌一旦损伤,将可能对生活有非常大的影响,如漏尿、性欲下降、阴道松弛、便秘、盆底痛等。因此,保护好盆底很重要。

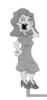

盆底功能评估有必要吗?

乳腺癌、宫颈癌、肠癌你肯定熟悉,但是你听说过"社交癌"吗? 它是一种"不致命"的癌症,但是却对女性的生活和工作会造成不同程度的影响,严重的话会导致抑郁,甚至自杀。这个"社交癌"就是尿失禁,它是盆底功能障碍性疾病最常见的一种,除了尿失禁,其他的盆底功能障碍性疾病如盆腔器官脱垂、便秘、大便失禁、性功能障碍、慢性盆腔疼痛同样会降低女性生活质量,影响工作,而这一切主要源于盆底功能下降或异常。

■ 发生盆底功能障碍性疾病需进行盆底功能评估

女性的盆底是由骨骼、肌肉、结缔组织、血管和神经构成的整体,它就像一个"吊床",承托着盆腔内的器官,如膀胱、尿道、子宫、阴道和直肠,并保证盆腔器官的正常运转。由于妊娠、阴道分娩、年龄、长期腹压增加、便秘、肥胖、盆腔手术等会损伤盆底肌、结缔组织或神经等,使盆底肌或盆底功能出现下降,导致盆底功能障碍性疾病的发生。

特别需要强调的是,孕期随着胎儿的长大、羊水量的增多、子宫增重增大,腹部的压力越来越大,盆底肌持续受到越来越重的力量,可能会受损;另外,阴道分娩时随着胎儿的娩出,盆底肌、结缔组织和神经受到过

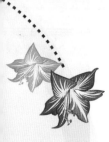

度的拉伸，盆底功能可能会下降，因此产后42天检查中应加入盆底功能评估，产后康复中需要加入盆底康复。

此外，中老年女性随着年龄的增长，构成盆底肌或结缔组织的胶原蛋白成分或比例会发生变化，身体盆腔器官或盆底功能也可能会随之改变，因此，每1～2年的健康体检中加入盆底功能评估也是非常有必要的。

为什么一定要做盆底功能评估？

1. 产后女性

孕期盆底肌受到长期压迫，阴道分娩时盆底肌及其周围的结缔组织被过度拉伸，盆底神经受损，可能会导致产后出现漏尿、阴道松弛等盆底功能下降的症状，因此，产后42天应进行盆底功能评估。

2. 中老年女性

生完孩子后，如果未进行产后盆底康复或产后盆底功能尚未恢复，随着年龄的增长，步入中年之后，盆底功能可能会有明显的下降，因此，每年定期进行盆底功能评估是必要的。

3. 其他

办公室女性长期坐在座位上，整个上半身的力量都需要靠盆底肌支持，或性生活频繁的女性，盆底肌都可能会出现异常，每1～2年一次的健康体检将盆底功能评估也纳入进去可以起到早期预防盆底疾病的目的。

如何早期发现盆底功能障碍性疾病？

盆底功能评估——盆底表面肌电Glazer评估

正确做Glazer评估你需要做到以下几点：

（1）舒适的体位

仰卧位，上半身与下半身呈120°角，双腿自然外旋。

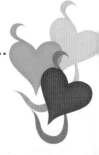

（2）正确收缩盆底肌

尽量避免腹部肌肉、臀部肌肉、大腿肌肉等与盆底肌无关肌肉的参与。如果不知道自己的盆底肌在哪，可以尝试解小便的时候突然中断，此时在尿道周围会感觉到有肌肉在收缩，收缩的那部分肌肉即盆底肌。

（3）保持身心放松

盆底功能评估时不要紧张，根据机器的语音提示收缩或放松盆底肌即可。

在Glazer评估中盆底肌需要如何做？

（1）60秒放松/静息　盆底肌在放松状态下保持60秒，确认盆底肌在放松状态下是否紧张。

（2）5秒快速收缩　盆底肌快速地收缩，并保持住5秒，反映突发情况下（如打喷嚏）快肌的肌力。

（3）10秒持续收缩　盆底肌快速收缩后，保持住10秒，反映慢肌的肌力。

（4）60秒耐久收缩　保持60秒的盆底肌收缩，反映慢肌的抗疲劳性或耐力。

（5）60秒放松/静息　反映60秒持续收缩后，盆底肌是否能快速恢复。

哪些信号提示需要做盆底功能评估？

1. 腹压增加的情况下漏尿，如爬楼梯、抱小孩、拎重物等时。

2. 尿频、尿急、夜尿多、憋不住尿，这种情况多见于急迫性尿失禁或膀胱过度活动症。

3. 产后/中老年便秘或大便失禁，盆底肌功能障碍，导致排便障碍。

4. 走路时阴道有异物感，多见于盆底肌松弛引发的盆腔器官脱垂。

5. 性生活时疼痛，常见的一种性功能障碍。

6. 产后/中老年阴道松弛、漏气，盆底肌性功能降低。

7. 盆底痛,多是盆底肌过度活动引起。

8. 盆腔术后,根据盆底功能评估情况,早期做盆底康复。

你的盆底肌正常吗？盆底功能评估一查便知。

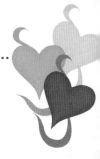

 # 幸福生活，你需要坚持做一个小动作

生完孩子后，每次和老公性生活时，总会有尴尬的"噗嗤噗嗤"声，扫兴……

每次与老公去电影院看电影时，一场电影下来能跑七八趟厕所，焦虑……

每次跑步时总会发生漏尿，尴尬……

……

而这一切都源于盆底肌异常，盆底功能下降所致。

想改变这种尴尬状态吗？想拥有幸福美好生活吗？一个简单的小动作——凯格尔运动（Kegel 运动）就可以帮你做到这些。

1948 年美国妇产科医生 Amold Kegel 针对女性产后尿失禁、子宫脱垂和阴道紧缩度降低等问题首次提出"有意识地收缩盆底肌群"的锻炼方法，创建了 Kegel 运动。

■ 盆底肌异常对生活有何影响？

1. 盆底功能下降，可能会引起漏尿、大便失禁、尿潴留、子宫等盆腔器官脱垂、盆底痛等。

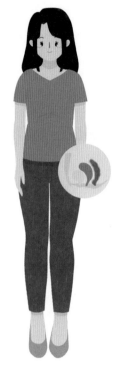

图1-39 Kegel运动

2. 影响分娩，不利于胎儿顺利从阴道娩出。

3. 降低性生活满意度，不利于夫妻感情稳定和家庭和谐。

4. 可能会伴发其他疾病，如尿道或阴道感染等。

5. 降低生活质量，影响正常的人际交往和工作。

因此，盆底肌锻炼很重要！足不出户，你在家里就可以做到的盆底运动方式——Kegel运动。

Kegel运动，通过反复的收缩和放松盆底肌来达到锻炼盆底肌的目的，是预防和治疗压力性尿失禁、盆腔器官脱垂的好方法，还可以增强性高潮的快感，另外弹性好的盆底肌能帮助分娩，使胎儿顺利经阴道分娩。

■ 哪些人需要进行Kegel运动？

1. 产后女性

妊娠期盆底肌持续受到较重的压力和阴道分娩时盆底的损伤，可能会导致产后盆底功能有不同程度的下降，盆底肌受损，因此，产后42天后有必要开始进行Kegel运动。

2. 中老年女性

步入更年期后，雌激素水平的改变会使得盆底支持结构（盆底肌、结缔组织等）变得薄弱，坚持Kegel运动可以预防漏尿等盆底功能障碍性疾病的发生。

3. 孕期女性

怀孕16周后在身体条件允许的情况下可适当进行Kegel运动以预防孕晚期和产后漏尿等盆底疾病。

4. 从事重体力劳动、患有慢性咳嗽或肥胖的女性

以上这些增加腹压的行为会对盆底肌长期、持续地造成压力,时间久了盆底肌会受损,盆底功能也可能会下降,而Kegel运动可以预防可能发生的盆底疾病。

5. 追求高品质的女性

盆底肌的状态、盆底功能的高低影响了日常生活,如排便、排尿和性生活。随着生活和工作压力的增大,如不注重盆底的保护可能会对我们的生活造成一定的影响。因此,有必要每周定期做Kegel运动。

■ Kegel运动怎么做?

关闭尿道、阴道,缩紧肛门,收缩保持3～5秒(逐渐延长至5～10秒),放松5～10秒,再收缩与放松,如此反复,即为Kegel运动。

做Kegel运动前后,请注意以下几点:

1. Kegel运动前排空大小便。

2. Kegel运动时尽量避免与盆底肌无关的肌肉的参与,如腹肌、臀部肌肉和腿部肌肉。

3. Kegel运动整个过程中保持正常呼吸,无需在盆底肌收缩时憋气。

4. 盆底肌锻炼一段时间后如果发现腹肌越来越有力量,说明运动做错了。

■ Kegel运动何时做?

每天任何时间都可以,只要你想做,随时随地都可以。建议每周

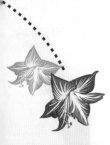

3～5天，每天2～3次，每次10～20分钟。另外，无需介意在哪里做Kegel运动，地铁上、公交上、做家务时、看电视、走路时都可以。站立、坐姿、仰卧均可以做Kegel运动。

■ Kegel运动有效果吗？

任何一件事情，只要坚持一定会有成效，但是前提是方法一定要正确。要想对预防或治疗盆底疾病起到事半功倍的效果，必须要找准盆底肌，然后按照正确的方法持之以恒地坚持下去。如果你不知道自己的盆底肌位置到底在哪，可以尝试解小便的时候突然中断，此时感受盆底有收缩的肌肉即盆底肌，或者你也可以借助专业的生物反馈仪通过电刺激感觉盆底肌收缩时的状态。找到盆底肌之后，就可以按照前面所述的方法坚持做Kegel运动。

盆底功能障碍性疾病单靠Kegel运动能完全起到预防或治疗的效果吗？当然不能。做Kegel运动时，你还可以结合电刺激或生物反馈等盆底康复方式。

想拥有幸福完美的后半生，Kegel运动不可少。

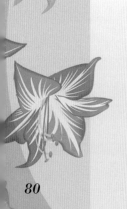

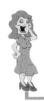

了解一下阴道哑铃

女人天生爱美，每天会花至少一个小时的时间在脸上，但是，你还有第二张"脸"，这张"脸"就是盆底。如果你咳嗽、走路漏尿，性生活时下体疼痛，迟迟找不到病因的盆底痛……这些都提示你可能患了盆底功能障碍性疾病。

盆底功能障碍性疾病受生活环境、工作环境和应激事件的影响，如长期慢性咳嗽、重体力活、妊娠、分娩等，因此预防盆底功能障碍性疾病很重要。

但是，部分人在多次尝试之后还是不知道自己的盆底肌在哪，还是不会正确做Kegel运动，又或有的人不愿意去医院做盆底康复，怎么办？阴道哑铃完全可以帮助改善盆底功能，治疗或缓解盆底功能障碍性疾病。

■ 什么是阴道哑铃？

阴道哑铃，又称盆底肌肉康复器或

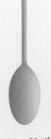

图1-40　阴道哑铃

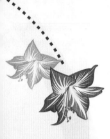

缩阴球,它主要是利用其重力作用刺激盆底肌主动性地收缩,从而提高盆底肌力量,促进盆底肌和生殖器官(如阴道)的功能恢复,改善盆底功能,预防或辅助治疗盆底功能障碍性疾病。

应该选择什么样的阴道哑铃?

市场上的阴道哑铃种类繁多,应选择一款安全、简单、易携带的阴道哑铃,这样才能达到有效治疗或预防盆底功能障碍性疾病的目的。好的阴道哑铃应具有以下几点:

1. 不同重量　只有这样,才能循序渐进增强盆底肌,改善盆底功能,使用阴道哑铃进行家庭盆底肌锻炼,无需操之过急。

2. 医疗级别　阴道哑铃的材质应使用医用级硅胶,因为阴道哑铃是放在阴道里使用的,应保证其安全性,才能放心使用。

3. 耐用性高　每次使用完后需要清洗,阴道哑铃需100%防水,这样才能持续使用。

4. 易携带　保证游泳、走路、跑步、做家务时等各种场合时都可以使用阴道哑铃。

5. 舒适体贴　让女性更舒心地使用阴道哑铃进行盆底肌锻炼。

阴道哑铃如何使用?

1. 清洁消毒　先清水擦洗,然后碘伏擦拭,再用温水湿润。

2. 缓慢放入阴道　半仰卧位,缓慢将阴道哑铃放入阴道,阴道哑铃的头部尾

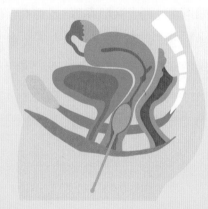

图1-41　放置阴道哑铃

端距离阴道口2厘米左右，然后收缩盆底肌肉，如果能感觉到阴道哑铃在阴道内有上升，表明位置放置正确。

3. 保持锻炼 尽可能保持阴道哑铃在阴道内15分钟左右，你可以尝试在走路、跑步、爬楼梯等状态下使用阴道哑铃。

■ 关于阴道哑铃，你可能有以下困惑：

1. 使用阴道哑铃有效吗？

经国内外研究证实，使用阴道哑铃对压力性尿失禁的治疗效果比单纯的做Kegel运动要好，尤其是在漏尿症状的改善、盆底肌力的增强和阴道脱垂等方面。

2. 怀孕可以使用阴道哑铃吗？

不可以，怀孕期间应避免使用阴道哑铃，生完孩子后至少要等恶露完全排干净之后才能使用；另外月经期间也不能使用阴道哑铃。

3. 哪些环境下可以使用阴道哑铃？

走路、跑步、游泳、做家务、洗澡等时都可以使用，每天的早上、中午或晚上也都可以。

4. 使用多久后可以看到效果？

因人而异，每周3～5天，每天1～2次，每次15分钟，坚持1～3个月后一般都可以看到明显的效果。如不漏尿、大便不失禁，症状改善以后不应立即停止使用，应逐渐减少每周、每天的使用阴道哑铃锻炼盆底肌的次数。

■ 使用阴道哑铃锻炼盆底肌应注意以下三点：

（1）切勿急于求成

罗马不是一天建成的，如果你已经出现漏尿、盆腔器官脱垂、阴道松弛等，说明你的盆底肌已经受损，想要恢复盆底肌的功能，不可能短时间内恢复，需要一定时间，有的患者可能需要3～6个月才能将盆底肌功能

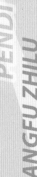

PENDI
KANGFU ZHILU

完全恢复。因此,使用阴道哑铃锻炼盆底肌时不可操之过急。

（2）应循序渐进

刚开始使用阴道哑铃时,应从重量最轻的阴道哑铃开始,再逐步过渡到最重的阴道哑铃。

如果你只需要轻微收缩盆底肌就可以保证阴道哑铃不掉下来,那就表明你可以换下一个较重的阴道哑铃进行锻炼,而如果更换到下一个较重的阴道哑铃之后,无论怎么收缩盆底肌,阴道哑铃还是会掉下来,你则需要退回到上一个阴道哑铃继续锻炼。

（3）一定要坚持

明天的你一定会感谢今天努力付出的自己,千万不要刚锻炼了三五天,没有看到明显的效果就觉得使用阴道哑铃没有用,坚持锻炼三个月,相信你一定会有变化。你的漏尿可能再也没有了,与老公性生活时再也没有漏气的尴尬了,走路时下面再也没有肉肉的东西掉出来了……

阴道哑铃——增强盆底肌,改善盆底功能的好帮手。坚持使用阴道哑铃,你的盆底一定会与众不同。

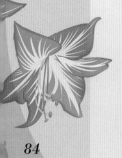

电刺激，无处不在

漏尿、盆腔器官脱垂、便秘、性功能障碍、慢性盆腔疼痛等盆底功能障碍性疾病是发生于女性的常见病，临床上首先采取保守的治疗方式进行治疗，如改变生活习惯、药物、中医、电刺激和生物反馈等，前面三种大家非常熟悉，而后面两种盆底疾病治疗手段对于绝大部分人来说还是陌生的。本节介绍一下电刺激，下一节将会和大家分享关于生物反馈的一些小常识。

■ 什么是电刺激？

电刺激是用电流进行刺激，是盆底或产后康复中最常用的治疗方式之一，根据其治疗方式的不同又分为神经肌肉电刺激和肌电触发电刺激。神经肌肉电刺激就是将电流直接刺激受损或异常的盆底肌，使盆底肌收缩，从而达到锻炼盆底肌的目的；肌电触发电刺激则需要患者在经过几次收缩盆底肌之后，然后在一定的情况给予电刺激。前者对于盆底肌异常或受损的患者见效快，而后者则可以帮助患者尽快地恢复至盆底肌的原有生理功能，降低对电刺激治疗的依赖性，提高主动性。

电刺激治疗于1958年由Caldwell首先提出，而应用到临床则始于20

PENDI KANGFU ZHILU

85

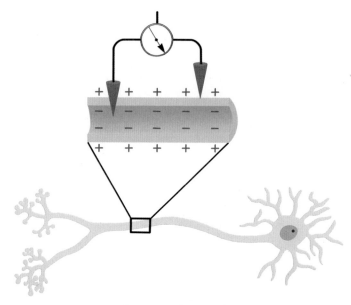

图1-42　生物电刺激

世纪70年代中期。电刺激可以增强身体相应部位肌肉的力量,改善局部组织血液循环,重塑神经通路,修复受损区域的盆底功能,对产后或盆底康复、治疗漏尿等盆底疾病有非常积极的意义。

■ 电刺激是如何发挥治疗作用的呢?

首先,需要了解与电刺激联系最密切的一些专业名词。

1. 频率

即每秒内脉冲出现的次数,单位为赫兹(Hz)。从字面上理解,脉冲就像人的脉搏一样,每次脉搏搏动所产生的冲击波,而对于电刺激的脉冲,每一次脉冲你会感受到盆底肌有收缩,在电刺激的作用下,盆底肌反复地收缩与放松,从而改善受损的盆底肌。

2. 低频脉冲电流

医学上把频率1 000 Hz以下的脉冲电流称作低频脉冲电流。盆底或产后康复电刺激采用的都是低频脉冲电流,既能感受到刺激作用达到治

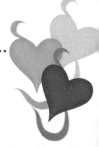

疗目的,又不会出现疼痛。

3.电流

低频脉冲电流的方向有两种,单向和双向。

4.波宽

低频脉冲电流必须持续一定的时间才会引起肌肉兴奋,有电刺激的感觉,从而达到治疗目的,持续的时间即为波宽,单位为毫秒(ms)或微秒(μs)。

5.周期

一个脉冲的起始时间到另一个脉冲的起始时间中间的间隔时间是一个周期。频率是1秒内有多少个周期。

结合以上所述,电刺激是指用特定的低频脉冲电流刺激受损的盆底组织、器官、肌肉或神经,改善盆底功能,保证器官、肌肉、神经等生理功能的正常发挥。

电刺激是从以下三个方面发挥作用:(1)增强盆底肌力量,改善盆底功能;(2)可以促进组织局部区域血液循环;(3)调节盆底神经,恢复盆底功能。

电刺激如何改善盆底功能?

1.增加盆底肌肉收缩时肌纤维的集合数量 盆底肌收缩时调动尽可能多的肌肉纤维参与工作,提高收缩力量。

2.改变盆底肌组织结构 肌细胞结构(细胞核体积、DNA含量)或数量发生变化。

3.供给盆底充足的血液 保证盆底肌收缩或放松状态下的营养供应,使盆腔器官能正常发挥功能。

4.改变肌肉运动单位的集合顺序 通过电刺激可以使更多的快肌参与收缩,显著改善盆底肌的力量。

5.改变快、慢肌纤维的比例 根据盆底功能障碍性疾病的种类,确定

电刺激的频率,以准确修复盆底肌功能。

6. 刺激盆底神经 调节支配盆底肌活动的神经,改善盆底功能。

电刺激不仅可以应用于盆底功能障碍性疾病的治疗,还能解决各种产后康复难题,如腰背痛、乳腺疏通、催乳、产后尿潴留、子宫复旧、塑形等,帮助产后女性恢复。随着电刺激在盆底疾病和产后康复中的广泛应用,越来越多的患者或追求高品质生活质量的女性采用电刺激改善盆底功能或进行产后康复。

关于电刺激的这些小常识,你懂了吗?

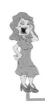 # 生物反馈,很重要

　　每天早上当我们照镜子整理容貌时,头发乱了我们会用梳子再梳理一下,护肤霜没抹匀,我们会用粉扑再修饰一下,这个过程就是"反馈"。生活中,反馈无处不在,例如每学期末的考试是对我们一学期学习成果

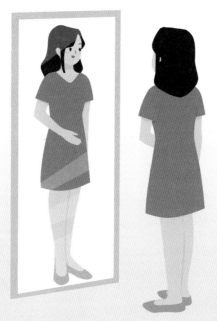

图1-43　照镜子

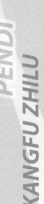

PENDI KANGFU ZHILU

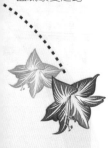

的"反馈",没有在妈妈允许的情况下,孩子是不能接受任何陌生人送的东西等。在这些反馈的过程中,我们发现它们需要借助一定的条件,如镜子、考试、妈妈的肢体语言等。

在人体内也存在这样一种反馈,但是我们看不到、摸不着、察觉不到,例如血压、器官功能的下降、盆底肌的损伤等,这些在人体内可以在一定范围内自我调节,但是如果超出调节的能力或范围,则就需要一定的外界力量,例如高血压,需要降压药才能控制血压,而血压控制得好不好则需要血压计进行监测;盆底肌的损伤则需要进行盆底康复,盆底肌功能恢复的如何则需要借助专业的设备才能知晓。

■ 什么是生物反馈?

通俗来说,生物反馈就是通过现代化的专业医疗设备,将我们感觉不到的身体内的生物信号,如心率、血压、肌电等转变为容易被人知晓、理解的视觉、听觉信号等,再在专业人士的指导或帮助下,做出一些尝试或改变,以改善异常的器官、肌肉、神经等生理活动。简单来说,生物反馈是一种"认识自我"和不断"改变自我"的过程。

生物反馈最大的优点是目标性强、无损伤、无痛苦、无不良反应、简单、方便,可以大大减轻患者家庭的经济负担,因此,这种方法越来越受到广泛地应用。

盆底生物反馈则是借助专业的盆底设备采集盆底肌肉的表面肌电信号,将盆底肌肉的状态转化为图像及数字化的信息,方便患者了解自身的盆底肌功能状态,然后通过不断学习和努力进行自我改变,并在临床医生的指导下进行盆底康复,进而改善盆底功能。

■ 生物反馈的意义是什么?

前文讲述的漏尿、阴道松弛、便秘、盆腔器官脱垂、急迫性尿失禁、大便失禁、慢性盆腔疼痛等盆底功能障碍性疾病,这些都可以通过生物反馈的治疗方式在症状上有不同程度的改善。

生物反馈好处多,产后常见的腰背痛如果在治疗中加入生物反馈可以更有效地帮助患者增强腰背部肌肉力量,缓解腰背部疼痛;功能性便秘的患者在治疗中如果加入生物反馈,不仅可以有效缓解便秘,还能调节便秘患者的心理状态,加速便秘的改善;更年期女性常发生的压力性尿失禁、阴道松弛如果加入生物反馈的治疗方式,能有效纠正盆底肌的异常,将盆底功能快速恢复至正常状态。

因此,生物反馈很重要。

■ 做生物反馈需要什么?

对于找不到盆底肌的位置、不知道该如何控制自己的盆底肌、想有效改善盆底肌功能、从未接触过生物反馈的人群应首先到正规医院熟悉和掌握如何做生物反馈。以盆底疾病为例,不管盆底肌是松弛还是过度紧张,均处于异常状态,表现为肌肉的力量不足、无法放松或放松不下来,这个时候可以借助设备学会如何训练肌肉的肌力、耐力和控制力,而这些如

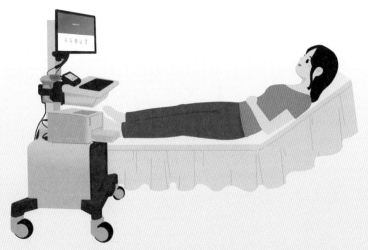

图1-44　生物反馈检查

果不借助设备进行学习和实践,自己显然是无法做到的。

在专业的设备指导下,你可以更快、更有效地将盆底肌恢复至原先正常状态。因此,需要借助设备的力量才能做生物反馈。如果你熟练掌握了肌肉控制的技巧和方法,就可以尝试在家独立地做盆底肌锻炼,如Kegel运动。

■ 生物反馈可以应用到哪些领域?

1. 妇产科　如阴道漏气或噗嗤噗嗤声、性生活时阴道疼痛、下体走路或跑步时有异物感、手术前后、慢性盆腔疼痛(会阴痛、膀胱痛)、产后盆底康复、产后康复(如产后腰背痛)。

2. 肛肠科　如便秘、肛门直肠痛、大便失禁、术后拉不出;术后盆底功能恢复。

3. 泌尿科　如漏尿、尿频尿急憋不住尿、慢性尿潴留、慢性前列腺炎或前列腺痛、术后尿不出。

4. 男科或生殖医学科　性功能障碍,如性欲缺乏、达不到性高潮等。

经过反复地学习,不断努力实践和改变,你就知道如何正确地收缩、放松盆底肌,如何更好地保护盆底。改善盆底功能,预防盆底疾病,助力产后康复,生物反馈必不可少。

强"磁"夺理

有没有听说过一种盆底康复方法,你只需要安静地坐在那里,就可以把病治好? 这就是磁刺激。磁刺激与电刺激不同,它不需要将电极放在阴道或肛门里即可进行治疗,是对盆底疾病现有治疗方式(电刺激、生物反馈、Kegel运动或使用阴道哑铃)的补充,在临床中,以其无痛、无创、无侵入、疗效较好的独特优势,受到越来越多临床医生和患者的认可。

■ 磁刺激是什么?

磁刺激来源于法拉第的电磁感应原理,如果一个磁场是随时间变化的磁场,而当这个磁场在人体可以兴奋的组织(神经、肌肉)周围或到达人体的可兴奋组织时,便产生电流(即感应电流),从而调节或改善神经、肌肉的生理功能。盆底磁刺激正是通过这种方式,达到恢复盆底神经功能、增加盆底组织血液循环、锻炼盆底肌肉、改善盆底功能的目的,从而治疗或预防盆底功能障碍性疾病或进行产后盆底康复。

临床实践证明,磁刺激在盆底疾病的治疗中具有其他治疗方式不可替代的作用,很多患者在尝试多种其他盆底疾病治疗方式无效的情况下,使用磁刺激治疗后,盆底疾病的临床症状有了大大缓解或彻底消失。因

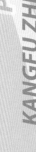

此,磁刺激在盆底康复中不可或缺。

1998年,美国食品药品监督管理局(FDA)正式将磁刺激纳入尿失禁的非手术治疗的新方法。2000年,FDA批准磁刺激可用于治疗女性急迫性尿失禁(尿频、尿急、憋不住尿)、尿潴留及改善尿频尿急症状。经过20年的发展,磁刺激还可应用于骶神经调控治疗。这对因神经损伤的盆底治疗有着非常广阔的前景,而且因其具有非侵入的特性,为盆底疾病的康复带来了新的方向。

在盆底疾病的治疗中,磁刺激会是一种理想选择。

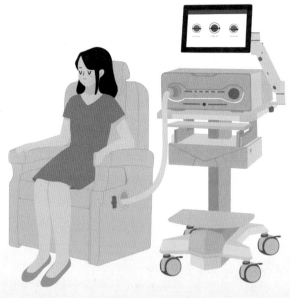

图1-45　磁刺激

■ 磁刺激是如何发挥作用的呢?

1. 盆底肌:通过磁刺激,可以提高盆底肌的肌力或增强其耐力,调节过度活动的盆底肌,改善盆底肌功能,促进盆底局部组织的血液循环,能更大范围、更有效地刺激盆底肌,对那些不愿意将电极放入体内或找不到盆底肌或老年患者特别适合。

2. 盆底神经：促进损伤盆底神经的恢复，通过刺激盆底神经，可以抑制逼尿肌的过度活动，对急迫性尿失禁、膀胱过度活动症或产后/术后尿潴留的患者特别有效。

3. 骶神经：调节神经活动，恢复神经元间的动态平衡，比骶神经电刺激更易操作和被患者所接受。

因此，磁刺激对盆底疾病治疗也非常有效，在盆底康复中发挥着非常重要的作用。

■ 磁刺激的适用范围有哪些？

1. 盆底功能障碍性疾病

尿失禁（压力性尿失禁、急迫性尿失禁、混合型尿失禁、严重的尿频尿急等）、排便障碍（便秘和大便失禁）、性功能障碍（阴道松弛、性生活时疼痛、阴道痉挛等）、慢性盆腔痛（外阴痛、肛门直肠痛等）、盆腔器官脱垂（子宫脱垂等）等。

2. 产后盆底康复　产后常见的阴道松弛、子宫脱垂、漏尿等都可以采用磁刺激治疗。

3. 产后/脊髓损伤/术后排尿/排便障碍　磁刺激治疗对于因盆底功能下降导致的排尿/排便障碍效果较好，而且对于产后或脊髓损伤或术后的女性患者可能更易于接受。

4. 膀胱过度活动症　改善尿频、尿急、憋不住尿等临床症状。

但是，以下情况不建议使用磁刺激：妊娠、电子或金属植入物、盆腔恶性肿瘤、癫痫、术后 < 3 周、恶露不净、月经期、严重心律失常、急性泌尿生殖道感染、严重痔疮等。

临床实践证明，磁刺激、电刺激与生物反馈联合使用对治疗盆底疾病效果更好，不良反应少。因此，想要达到最佳的盆底康复治疗效果或加快盆底疾病临床症状的改善，可以联合使用这些方法。

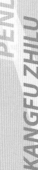

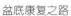

　　磁刺激,坐在那里,感受康复的力量,让女性优雅的享受盆底康复。

　　关于磁刺激,从它的起源到盆底疾病治疗的原理再到哪些情况适合磁刺激治疗,你都知道了吗?

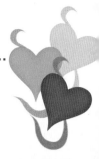

强健的盆底肌是这样炼成的

为什么有的女性生完孩子后会出现漏尿、子宫脱垂、阴道松弛等情况？为什么步入更年期之后，很多中年女性会有莫名的盆底痛、阴道脱垂或子宫脱垂、憋不住尿的尴尬现象？这一切都源于盆底肌"受伤"了，出现盆底肌松弛或过度紧张进而导致盆底功能下降。因此，产后42天和中老年女性训练或锻炼盆底肌，进行盆底康复很重要。

如果盆底肌异常，如何训练盆底肌才能起到事半功倍的效果呢？盆底肌能否在短期内恢复至原有正常状态？是不是盆底肌的力量越高越好？曾经患有盆底疾病，通过一系列的盆底康复后盆底肌恢复至正常，是否代表盆底肌以后再也不会出问题？

■ 锻炼盆底肌，需遵循以下原则：

1. 超负荷

慢肌的训练是通过不断增加盆底肌收缩的保持时间和反复收缩与放松的次数来提高肌肉力量和耐力，而快肌的训练则是让患者进行最大程度的盆底肌收缩直到感觉疲劳，以此来调节快肌。

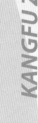

PENDI KANGFU ZHILU

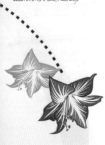

2. 盆底肌训练时与其他肌肉协同工作

收缩盆底肌或放松盆底肌时，腹肌、臀部肌肉、与正常呼吸有关的膈肌等其他相关肌肉会被全部调动起来，另外腹部肌肉的锻炼也可以促进盆底肌的功能改善。

3. 盆底肌训练需要达到一定的强度和时间

建议盆底肌训练，尤其是家庭盆底肌训练，应坚持每周3～5天，每天做2～3次Kegel运动，每次15～20分钟，以身体可以承受为前提，切不可三天打鱼两天晒网，有付出才有收获。

4. 先训练慢肌，再训练快肌

在日常生活中，慢肌发挥的功能占主要地位，一旦盆底肌损伤，应该先训练慢肌，如果慢肌的力量提升或改善了，快肌也会随之相应地改善。另外训练盆底肌应以患者可以最大承受度为基础进行训练，而不是患者只要稍微感觉到累就停止锻炼，那样达不到锻炼盆底肌的目的。在盆底功能没有完全恢复的情况下，需要持续锻炼盆底肌，千万不可随意停止，否则会前功尽弃，盆底功能又继续下降。

5. 腹压增加前或尿频尿急发作前收缩盆底肌

在各种因素导致的腹部压力增加前，进行几次正确的收缩盆底肌可以减少或缓解漏尿，而在急迫性尿失禁或膀胱过度活动症出现的尿频尿急即将发作的时候，也进行几次最大程度的盆底肌收缩可以明显改善尿失禁或尿频尿急的状态。

6. 盆底康复——恢复至正常盆底功能——再锻炼

一旦患有盆底疾病，需尽早进行盆底康复，电刺激、生物反馈或磁刺激治疗的同时还需结合Kegel运动或使用阴道哑铃，以促进盆底功能恢复至正常。但是后期仍需定期进行盆底肌锻炼，以预防盆底疾病的发生，因为各种因素导致的盆底功能下降可能还会出现盆底疾病的相关症状，盆底康复可以增强结缔组织，提高盆底肌承托盆腔器官的能力和弥补一些不可逆的盆底损伤带来的盆底功能下降。

7. 持之以恒

按照正确的方法持之以恒地坚持盆底肌锻炼,自律性要强,而且要有信心,不能因短时间的效果不显著而放弃。

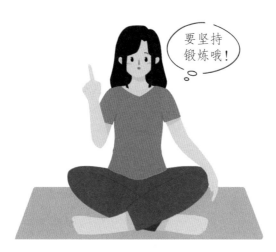

要坚持锻炼哦!

图 1-46　坚持锻炼

锻炼盆底肌,保护好盆底,绝不是一朝一夕的事。如果你打算怀二胎,或已经步入中年,或生完孩子后迟迟未做盆底康复,那就请抓紧行动起来吧。另外,即使你曾经患过盆底疾病,经过盆底康复等盆底治疗后盆底功能恢复了正常,也千万不要掉以轻心,觉得自己可以高枕无忧了,因为随着年龄的增长、精神生活压力的增加、越来越大的小肚子都有可能还会使盆底肌受到损伤,盆底功能发生下降。

坚持进行盆底肌锻炼,你的后半生将会是一个集"幸福"与"性福"为一身的完美女人。

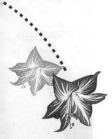

盆底康复的"Yes"和"No"

电刺激、生物反馈、磁刺激、Kegel运动、阴道哑铃这些都是盆底康复最常见的手段,但是为什么同样的盆底康复方法,有的人效果好,有的人却疗效甚微呢？一方面是因为个体差异,另一方面是因为即使同样的症状导致的原因可能也会不同。那是不是所有的人都适合做盆底康复呢？又有哪些人不应该或者不建议用盆底康复的方法呢？下面给大家介绍一下关于盆底康复的"Yes"和"No"。

■ 关于盆底康复的"Yes"——这些女性需要做盆底康复

1. 患有盆底疾病的女性

(1)尿失禁(漏尿) 轻、中度压力性尿失禁(咳嗽、打喷嚏、大笑等腹压增加的情况下漏尿)、急迫性尿失禁(尿频、尿急、漏尿、夜尿增多)、混合型尿失禁(兼有压力性尿失禁和急迫性尿失禁),可采用多种方式的盆底康复手段,效果更佳。

(2)盆腔器官脱垂 轻、中度盆腔器官脱垂(子宫脱垂、阴道脱垂等),盆底康复可以改善或治愈盆腔器官脱垂的症状。

（3）排便障碍　便秘（功能性便秘）、大便失禁（肛门括约肌异常），多由于盆底功能障碍引起，可采用盆底康复方式进行治疗。

（4）性功能障碍　阴道松弛（产后或中老年女性常见，主要表现为阴道漏气）、性交疼痛或性生活时阴道痉挛、性欲低下、无性高潮快感、无法性唤起，可用盆底康复的手段进行改善。

（5）慢性盆底痛　临床研究或实践证明，磁刺激或电刺激对盆底痛的效果较好，如外阴痛（下体疼痛）、肛门直肠痛、膀胱痛。

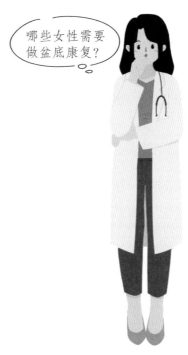

哪些女性需要做盆底康复？

图1-47　医说"Yes"

（6）膀胱过度活动　症见尿频、尿急，伴有或不伴有急迫性尿失禁，可加入盆底康复的方式进行治疗。

2. 手术前后的女性

（1）尿潴留　产后/盆腔术后尿潴留患者可进行盆底康复。

（2）盆腔手术　术前/后（盆腔器官脱垂术、子宫切除术等）都需要进行盆底康复，帮助术后盆底功能恢复。

3. 预防性盆底康复

（1）产后女性（42天后）　剖宫产或顺产后的女性都应进行盆底康复，并通过盆底康复改善盆底功能或预防盆底疾病。

（2）围绝经期女性（45～55岁）　雌激素水平的改变，影响盆底支持结构，可通过盆底康复预防盆底疾病的发生。

（3）老年女性　随着年龄的增长，器官、肌肉等功能衰退，即使没有出

PENDI
KANGFU ZHILU

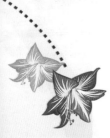

现盆底疾病的症状,也应进行预防性盆底康复,即预防盆底疾病。

（4）备孕二胎女性　孕前有计划地进行盆底康复,可预防或减少妊娠期或产后盆底疾病的发生。

（5）其他　办公室女性、经常重体力劳动女性、长期慢性病引起腹压增加的女性都应进行盆底康复。

你是否需要进行盆底康复,对照以上便知。

■ 关于盆底康复的"No"——这些女性不能做盆底康复

1.相关疾病的患者

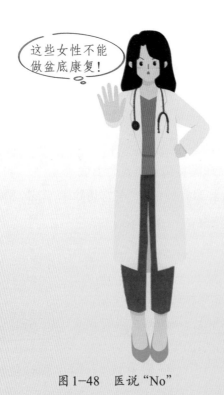

图1-48　医说"No"

（1）盆腔恶性肿瘤　不建议采用电刺激、磁刺激或生物反馈等盆底康复手段,以免肿瘤复发或引起不必要的纠纷,但Kegel运动或使用阴道哑铃是可以的。

（2）痴呆或癫痫　配合度低,预防可能发生的不安全状况,不建议进行盆底康复。

（3）泌尿生殖道炎症急性期　盆底康复可能会加重患者的疼痛,影响治疗效果,应先治疗炎症,再进行盆底康复。

（4）有出血倾向　电

极放入阴道或直肠可能会加重或诱发出血,不建议电刺激或生物反馈训练,但Kegel运动或磁刺激是可以的。

2. 特殊人群

(1)孕期女性　除Kegel运动外,其他的盆底康复手段都不要做。

(2)产后女性　恶露未排干净者,不应进行盆底康复。

(3)经期女性　除Kegel运动外,其他的盆底康复手段都不建议做,以免引起月经量突然增多或身体不适。

(4)体内有心脏起搏器者　与恶性肿瘤患者一样,不建议做电刺激、磁刺激或生物反馈。

保护好盆底是每位女性应尽的义务,我们不应抱有侥幸心理,觉得盆底疾病离我们很遥远,事实上,盆底疾病可能就在我们身边,可能已经发生在我们的亲人、朋友身上。因此,从今天开始,不妨做做盆底康复吧。

PENDI
KANGFU ZHILU

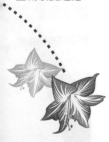

盆底康复常见问题答疑

你来问，我来答，让我们共同学习，一起进步，比肩成长。

1. 关于伴发这些疾病能否做盆底康复

（1）我是高血压患者，可以做电刺激或磁刺激吗？

目前，没有临床研究或实践表明高血压患者不能做电刺激或磁刺激。血压控制稳定，做电刺激或磁刺激治疗前可事先告知医生，密切注意是否有不适情况。

（2）我曾经是尿失禁患者，后来做了吊带手术，可以做盆底康复吗？

可以，术后盆底康复可以有助于盆底功能的恢复。

（3）我的宫颈糜烂手术刚做完，可以做盆底治疗吗？

建议术后1个月才开始治疗，并密切观察治疗过程中是否有不适情况。如有，应立即终止盆底康复的治疗。

（4）我最近患有尿道炎、阴道炎，可以做盆底康复吗？

如为尿道炎、阴道炎急性期，应先解决炎症，再做盆底康复。

（5）我两年前做了卵巢癌手术，可以做盆底治疗吗？

卵巢癌术后5年内都不建议做电刺激或磁刺激治疗。如果术后5年，且没有复发，可以考虑做盆底治疗，但应根据临床医生综合评估后方可进行。

（6）发烧的话能做盆底治疗吗？

各种感染性疾病的发作期都不建议用电刺激或磁刺激。

（7）我两年前做了心脏动脉支架手术，可以做盆底康复吗？

可以，前提是没有心脏功能异常，如有心脏起搏器的话，是不应做电刺激或磁刺激治疗的。

2. 关于盆底治疗出现的意外情况

（1）治疗或盆底功能评估后阴道出血了，这是怎么回事？

排除将电极放入阴道后，阴道干涩、摩擦导致的黏膜出血，考虑以下几个原因：顺产会阴伤口未完全愈合；阴道炎；哺乳期月经失调，子宫内膜局灶性出血；盆腔恶性肿瘤等。

（2）月经结束后第三天做了盆底治疗后，月经又来了，正常吗？

目前没有临床研究表明盆底治疗会使得月经提前到来或结束后的月经又出现，有可能是盆底康复促进未完全脱落的子宫内膜再次脱落，导致月经的再次到来。

（3）盆底治疗的过程中阴道分泌物增多，这正常吗？

先不要过于焦虑和担心，盆底治疗中阴道和外阴的腺体受到刺激后会有一些分泌物，为生理性白带，建议可去医院做一下妇科检查。

（4）治疗期间，尿道出现炎症、外阴瘙痒，怎么办？

正常情况下，尿道或阴道也可能会出现感染，此时应先到医院妇科治疗感染，待感染消失后，再继续行盆底康复治疗。

3. 关于盆底康复的疗效

（1）盆底康复做多久才能有效果？

因人而异，有的人可能症状比较轻，做一两次盆底治疗就痊愈；而有的人患病时间长，症状比较重，需要盆底治疗的时间可能也会较久。

（2）产后盆底康复疗程要多久？

一般建议2～3个疗程（20～30次）。2～3个疗程后，在平时生活中也应加强Kegel运动，因为盆底是终生都需要呵护的。

（3）产后多久盆底康复效果最佳？

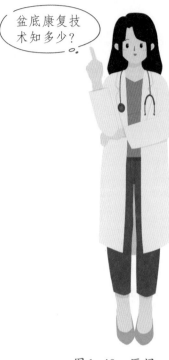

盆底康复技术知多少？

图 1-49　医问

生完孩子42天后应开始进行盆底康复,越早康复,效果越好,越有利于盆底功能的恢复。

(4)生完孩子都三年了,一直没做盆底康复,现在做还有效果吗?

有的,只不过可能盆底功能恢复时间比较长,但是只要坚持,一定会有效果,前提是因盆底功能异常导致的盆底功能障碍性疾病。

4.关于盆底康复技术

(1)电刺激、磁刺激、生物反馈,哪一个方法对盆底疾病治疗更有效?

这几种都是盆底康复的常用方法,建议联合治疗,效果更佳,单纯用任何一种方式,可能都不能完全达到预期的效果。

(2)Kegel运动时,如何知道自己有没有做对?

Kegel运动的整个过程中需谨记全程保持正常呼吸即可,盆底肌收缩时不要憋气,尽量减少除盆底肌以外的其他肌肉收缩。如果Kegel运动一段时间后发现腹肌增强或漏尿等盆底损伤的现象更加严重了,说明你的Kegel运动可能做错了。

(3)阴道哑铃要购买什么样的?

购买阴道哑铃应选择:材质为医用级硅胶,安全有保障;应含有至少三个及以上不同重量的哑铃,以达到循序渐进的训练目的;方便易携带,保证随时随地都可以使用;100%防水,便于清洁,耐用等。

5.关于盆底疾病认识的误区

(1)漏尿十多年了,感觉对生活影响不大,不需要治疗。

漏尿是最常见的盆底功能障碍性疾病,由于盆底功能异常引起,如果不积极进行治疗会越来越严重。虽然暂时对生活影响不大,但是将来可能会对生活造成很大影响,说不定将来你可能会面临需要穿纸尿裤的生活。

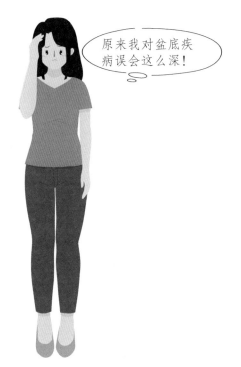

图1-50 恍然大悟

(2)认识的好几位中老年人都有漏尿、阴道松弛,这是正常的。

很多人都有,但是不代表就是正常的。随着年龄的增长,雌激素水平的变化,盆底功能可能会出现下降,因此,很多人可能会出现不同程度的盆底疾病,但是,它是病,需要治疗。

(3)产后半年,身材恢复得不错,而且也没有任何生完孩子后身体不舒适的情况,我不需要做盆底康复。

身材恢复得不错不代表身体的全面恢复,有些损伤或异常是看不到、摸不着也感觉不到的,因怀孕和阴道分娩会对盆底造成一定的影响。因此,产后盆底康复是有必要的。

(4)曾经患有盆底疾病,治好后以后不会再得这个病了。

盆底疾病就像感冒一样,这次治好了,以后还是可能会得这个病,盆底在很多因素下可能会再次损伤。因此,坚持家庭盆底功能锻炼或定期进行盆底功能评估很重要。

呵护盆底,你需要坚持不懈。

盆底解剖
精判断

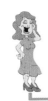

肛提肌

肛提肌（Levator Ani Muscle, LAM）根据传统的三分法，主要由髂骨尾骨肌（iliococcygeus）、耻骨尾骨肌（pubococcygeus）和耻骨直肠肌（puborectalis）构成。然而，传统对肛提肌结构的描述尚不能真实准确地反映肛提肌的真实情况，因为这些结论都基于常规的解剖操作。事实上，在尸体解剖上，我们就很难把耻骨尾骨肌和耻骨直肠肌分开，同样，磁共振MRI上也很难将其分开，所以，我们就不大认可这种传统的肛提肌三分法。

基于高精度、薄层断层解剖数据集（中国可视化人体数据集，Chinese Visible Human）的研究结果，肛提肌形态呈漏斗状，上端由前向后依次附着于耻骨后部、闭孔内肌和坐骨外侧。肛提肌与闭孔内肌的纤维附着并不明显，因此，所谓的肛提肌腱弓是一个不显著的解剖结构。男性和女性的LAM体积相似。关于肛提肌的分部，我们认为其为四分法，由内外两层耻骨内脏肌和浅深两层耻骨直肠肌构成。耻骨内脏肌的内层与尾骨直肠肌相连。耻骨内脏肌浅深两层皆呈"U"形，两层皆与会阴中心体相连，耻骨尾骨肌并不存在，传统解剖学上所谓的耻骨尾骨肌其实就是耻骨直肠肌和尾骨直肠肌的结合。

在后上方，肛提肌与尾骨肌通过纤维结缔组织相连。肛提肌的前部

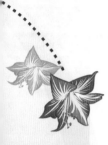

发育良好,然而在肛提肌的后方,纤维间隔和肌肉纤维的方向使我们能够识别两种肛提肌的主要肌群,即"直肠尾骨肌"肌群和中上部的"耻骨内脏肌"肌群。耻骨内脏肌由大多数解剖图谱所示的耻骨和髂骨尾骨肌所组成,并因其在远端直肠悬吊中的作用而更名为耻骨内脏肌。

在教科书中,肛提肌与肛门外括约肌(EAS)的"深部"相吻合。与耻骨直肠肌一样,肛门外括约肌的"浅部"是一个向前开口的吊索,在会阴体的前附着处与耻骨直肠肌合并。肛门外括约肌的深、浅部形态相似,只是表浅部分较低,前部很难直接接触耻骨。根据它们相似的解剖形态,它们分别被重新命名耻骨直肠肌的"深"和"浅"部。耻骨内脏肌从耻骨、腱弓和坐骨向后伸展,分为内侧和外侧层,内侧层向下方延续,与会阴中心体和联合纵肌相连,后方附着于直肠尾骨肌周围的筋膜。外侧层由不连续的肌肉组成,对内侧层起加强作用,并附着于后方的尾骨直肠筋膜。肛提肌前半部分的肌纤维方向相对于水平平面倾斜约30°,漏斗狭窄部分的耻骨直肠肌和耻骨内脏肌的肌纤维向直肠方向倾斜约45°,而耻骨内脏肌上部的肌纤维方向以水平为主。

肛提肌在尿失禁中起着重要作用,但其与尿道外括约肌(EUS)的解剖关系尚不完全清楚,其中EUS没有直接与耻骨相连。在女性胎儿中,EUS的下半部分通过腱性部分牢固地连接在LAM上。EUS的收缩对女性尿道产生后下方向的挤压力。LAM的收缩把直肠向前方挤压,进而挤压阴道和尿道,挤压方向与EUS的收缩方向平行,但高于EUS平面。LAM和EUS的同时收缩能够使尿道向前弯曲,关闭尿道腔。男性中不存在与女性类似的EUS与LAM相附着。女性的EUS通过腱性部分连接在肛提肌上,因此EUS的正常功能依赖于LAM的完整功能及其与骨盆壁的连接。

肛提肌和肛门外括约肌的功能主要体现在把肛门直肠肌向前方移动收缩上,和附着在肛门尾端韧带上的肛门外括约肌的适当倾斜,使其向前"挤压"直肠。因此,两个肌肉的协调收缩会使肛门直肠弯曲,即肛门直肠角更加剧烈,增加肠壁压力,从而关闭肛门直肠腔。因此,可以认为肛

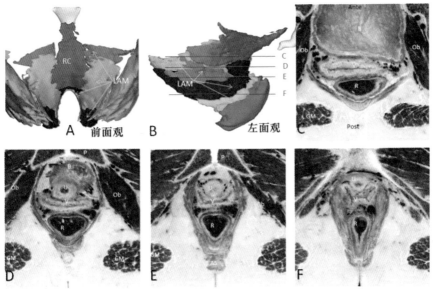

图 2-1　肛提肌的断层解剖与三维可视化

提肌是肛门括约肌复合体的组成部分。相反,排便的时候,先是耻骨直肠肌和肛门外括约肌的松弛,同时直肠收缩,肠腔压力增大,这使肛门直肠弯曲变直,并由于前外侧肌肉纤维方向前后走向的耻骨内脏肌的收缩,肛管腔扩大,产生排便。

　　通过盆底有限元生物力学模型,模拟女性分娩第二产程中胎头沿着肛提肌裂孔下降并从骨盆出口娩出的过程发现,胎头在娩出过程中,很多肛提肌肌肉单元的拉伸率大于1.6倍,其中第2单位的盆底肌肉拉伸率则达到了3.5倍,然而,骨骼肌只能拉伸到1.5倍,而平滑肌确可拉伸到4倍。因此,位于阴道口后方的会阴中心体里的第2单位的盆底肌肉为平滑肌,而非传统解剖描述的骨骼肌。当胎头娩出的时候,阴道的扩张并不会造成会阴中心体内肌肉的撕裂。

肛门括约肌复合体

肛门括约肌复合体（ASC）以肌肉间筋膜间隔和肌纤维走向为分割指标，由肛门外括约肌的环形皮下部、肛提肌（LAM）的U形浅部、深部、联合纵肌和肛门内括约肌构成。肛门外括约肌的浅部和深部对应耻骨内脏肌的浅层和深层。肛尾韧带将肛门外括约肌皮下部连接于尾骨上。ASC收缩使肛门直肠弯曲更加剧烈，并抬高盆底。直肠纵向平滑肌延伸

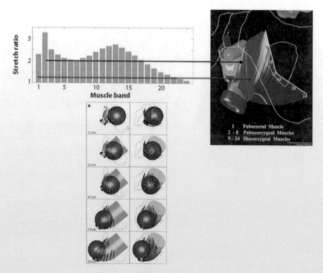

图2-2　胎儿娩出过程中肛提肌形态变化的力学仿真研究

至尾骨（直肠尾骨）、会阴体（会阴直肠肌）和盆内筋膜（相连的纵向和耻骨内脏肌），在直肠系膜下缘处形成一个"隔膜"，使肛门直肠连接处悬挂。其收缩应使肛门直肠弯曲伸直。

EAS分为标准的三部分（皮下、浅层和深层）。EAS和耻骨直肠肌的深部部分结构相同，并指定为"耻骨直肠肌的深层"。这一深层是连续的，其对侧部分在肛门直肠弯曲后。其最下半部分也附着在会阴体上。在肛门直肠弯曲处，EAS的浅表部分形成了一个前部开放的吊索。在前部，这个浅层部分越来越多地连接到直肠的深部，插入到会阴中心体上；其深层部分附着于会阴中心体的后面和下面。耻骨直肠肌的浅层和深层在后方显示明显，深层在肛门直肠接合部后方形成一个约16毫米宽的套筒，而浅层在深层后表面和下表面形成或多或少的圆形肌带（直径约10毫米）。

肛门内括约肌与肛门外括约肌之间相连的纵肌、直肠纵向平滑肌层的远端延续和耻骨内脏肌的内侧层。远端，其纤维与ASC混合。在后方和侧面，相连的纵肌到达肛门直肠连接处。然而，由于直肠纵向平滑肌较厚的纤维束大多不沿肛门直肠结的弯曲而继续向下，因此只能从上往下定义为联合纵肌。只有一层较薄的纵向平滑肌沿着直肠壁，通过向后下

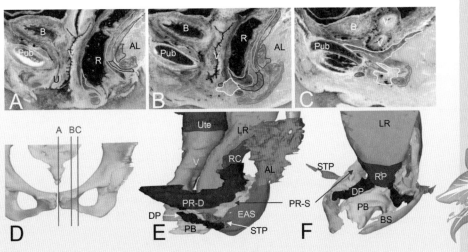

图2-3　肛门括约肌复合体的断层解剖与三维可视化

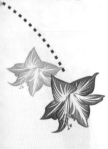

弯曲。粗大的前纵肌纤维被称为"直肠阴道肌"或"直肠尿道肌",或与性别无关的"直肠会阴肌",通常分为几股。"直肠会阴肌"上部最宽,向会阴体插入时逐渐变细。该肌是纵向平滑肌从肛门直肠连接到会阴体的前伸,扁平和三角形的直尾肌是纵向平滑肌从肛门直肠连接到尾椎前骶前筋膜的后伸。其与纵向平滑肌层的连接常以薄肌腱为标志。从这里开始,直肠尾骨肌向前、向上通过耻骨直肠肌。

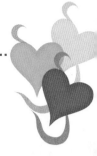

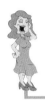

尿道括约肌复合体

尿道括约肌复合体由三部分组成，圆形尿道括约肌本部、吊带式的呈"U"的尿道压肌和圆形的尿道阴道括约肌组成。尿道括约肌复合体覆盖

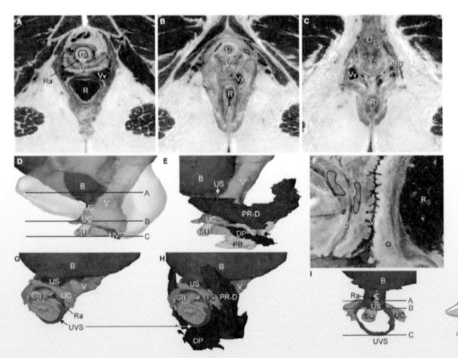

图2-4 尿道括约肌复合体的形态学结构

上至80%的尿道,但其最下半部分并未覆盖在前庭之间。括约肌本部几乎完全包围尿道,在后部中线有一纵行的肌腱部分。U形收缩肌在上2/3向下1/3的交界处由前向后包围尿道和尿道括约肌。尿道压肌向后方通过阴道壁耻骨直肠肌的前下缘相连,即在该肌附着于会阴中心体的前方,尿道压肌并未与耻骨有任何联系。尿道阴道括约肌完全包绕尿道与阴道的开口,后方附着于会阴中心体的前下半部。

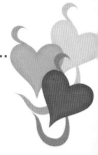

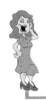

会阴中心体

会阴中心体形态不规则,总共有8块肌肉围绕会阴中心体。与会阴肌、尿道阴道括约肌、会阴浅横肌、球海绵体肌、直肠会阴肌、肛门外括约肌的皮下、浅、深部等8块肌肉相连接。

会阴中心体为高度不规则的纤维结构,位于阴道前部、肛管后及肛门直肠上的楔形间隙。会阴中心体的不规则纤维延伸形成8块肌肉的肌腱附着物。会阴中心体大小取决于纤维组织的发育程度,发育较好的会阴中心体分为浅部和深部,体表(下)部呈"V"形,双翅向前延伸至阴道外侧。会阴中心体深(上)部在耻骨直肠肌下侧形成一个肌腱板。在会阴体较小的标本中,上部发育较少。

会阴深肌占据会阴中心体不完全分离的浅部和深部之间的间隙,并从会阴体的后下侧延伸到尿道括约肌与直肠后肌前上方的交界处(图2-2和图2-3)。会阴深肌与MRI图像(Lien等人研究)中的耻骨会阴肌空间位置相同。该肌与耻骨不连接。会阴中心体和会阴深肌内外侧都有多条大静脉。阴道两侧的大静脉丛能对腹内压力迅速增加起到缓冲作用。

会阴中心体为一种纤维结缔组织结构,有许多伸展的翼状突起作为会阴浅部和深部肌肉的肌腱附着物,与8块盆底肌肉相连,包括耻骨直肠肌的浅部、深部、肛门外括约肌皮下部、直肠会阴肌、球海绵体肌、会阴浅

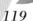

119

横肌、会阴肌和尿道阴道括约肌。女性的会阴中心体体积比男性的大2倍，如果发育良好，会阴中心体则能够分为浅部和深部；如果会阴中心体较小，其深部则不明显。女性会阴中心体的浅部为"V"形，两翅沿阴道向前延伸，而男性则为中等大小结构。会阴中心体深（上）部在耻骨直肠肌下侧形成一个肌腱板。无论是男性还是女性，会阴中心体的浅部和深部与会阴部上部不完全分离，该肌肉从会阴体的后下侧延伸到尿道括约肌（尿道压肌部分）与耻骨直肠肌前部的交界处。因此，会阴深肌在阴道的后外侧以"V"形肌肉存在，但由于男性没有阴道，因此男性则以中等结构大小的形态出现。

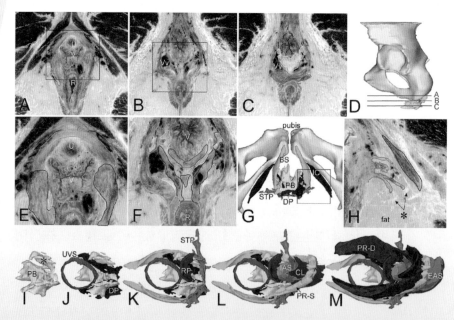

图2-5　会阴中心体及其与盆底肌的空间毗邻关系

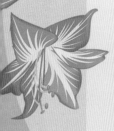

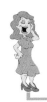

会阴浅层肌

会阴肌分浅、深两层。浅层肌位于会阴浅隙内，共三对，即会阴浅横肌、球海绵体肌和坐骨海绵体肌；深层肌位于会阴深隙内，包括会阴深肌及尿道括约肌。

（1）会阴浅横肌（superficialtransverse muscle of perineum）是位于会阴浅隙后方的一对小肌、起于坐骨结节，横行向内，止于会阴中心体。两侧共同收缩时，可对会阴中心体进行加固。

（2）球海绵体肌（bulbospongiosus）起于会阴中心腱及尿道球下方的中缝，覆盖尿道球和尿道海绵体的后部，止于阴茎（阴蒂）背侧的阴茎（阴蒂）深筋膜，协助射精、排尿及阴茎或阴蒂的勃起。

（3）坐骨海绵体肌（ischiocavernosus）起于坐骨结节，肌纤维向前覆盖于阴茎（阴蒂）脚的浅面，止于阴茎（阴蒂）脚的下面。此肌收缩时，可压迫阴茎（阴蒂）海绵体，阻止阴茎（阴蒂）静脉血的回流，使阴茎（阴蒂）勃起。

会阴浅层肌完全覆盖男性泌尿生殖三角的前部，然而在女性则留下了很大的空白空间（图2-6）。这些空白区域会被一个"脂肪垫枕头"所覆盖，这个枕头与发达的纤维交织在一起，它会随着会阴浅横肌的收紧而收紧。总的来说，女性由于有阴道的存在，会阴浅层肌的作用远小于男性。

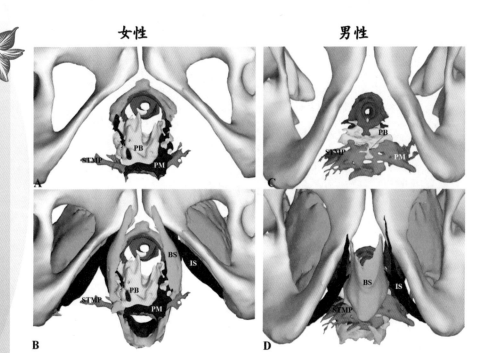

图2-6 女性、男性会阴三角浅部肌肉

阴道的形态及三级支持结构

　　从阴道二维断层上观察,在阴道口平面,其与前庭交界处的外形在横截面上呈圆形(直径19.3毫米)。在这个位置上,我们确定了尿道阴道括约肌的外表面。阴道前壁较宽,覆盖尿道后外侧壁。阴道后壁也较宽,尽管程度较小但能够适应会阴直肠肌。因此,阴道腔的横截面形状与字母"H"相似,外部具有梯形轮廓,侧面最宽。在膀胱颈和肛门直肠弯曲平面,阴道壁皱褶扁平,阴道增宽。因此,阴道腔的周长在其下、上两部分之间并无差别。在阴道穹窿平面,阴道(穹窿)在宫颈周围呈倒锥形。阴道口至前穹窿尖端的距离短于后穹窿。球海绵体肌保护着靠近盆底的阴道入口,并将前庭球和巴氏腺体置于后面。发达的纤维组织连接阴道壁与尿道的前部,会阴肌和耻骨直肠肌横向连接会阴中心体及其后部的附属肌肉。然而,阴道壁和耻骨内脏肌内侧层之间包含许多松散的静脉组织。在后方,Denonvilliers筋膜形成阴道和直肠壁之间的连接。阴道壁由致密的结缔组织包围和固定,仅由松散的结缔组织和尿道收缩肌及Denonvilliers筋膜上方丰富的静脉丛支撑。

　　防止盆腔器官脱垂的阴道壁支持目前仍有争议。根据DeLancey的研究,阴道的上1/3(一级支持结构)分别由垂直的和后部纤维的主韧带和子宫骶骨韧带悬挂在盆腔壁上(Ramanah等人)。这种支持占保持子

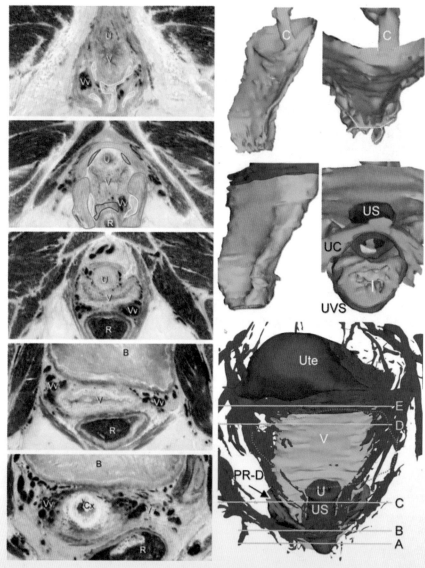

图 2-7 阴道的断层解剖与三维可视化

宫位置力量的60%。然而,两种韧带的生物力学特性在个体间差异很大,子宫骶骨韧带更坚硬,为致密结缔组织,连接宫颈,向后方包绕直肠,止于骶前筋膜和尾骨肌上。

主韧带结构属性主要为静脉丛,在正常情况下力量较弱,但是在拉伸情况下,类似于弹簧,会产生一定的弹性。阴道中1/3,即三级支持结构中的第二级支持结构,主要为阴道壁附着的盆筋膜腱弓及阴道壁与盆壁之间的静脉丛,盆筋膜腱弓前方起自耻骨后筋膜,后方止于坐骨棘,静脉丛的作用类似于一个松弛的弹簧,只要在受到拉伸和挤压的情况下产生一定的力量。这一级支持结构力量较弱。阴道的下1/3,即第三级支持结构,为会阴膜、会阴中心体和盆底肌肉。然而,盆底肌肉并为直接连接阴道或尿道壁上,而是通过位于处女膜环内发育良好的纤维组织连接。

参考文献

1. Wu Y, Dabhoiwala NF, Hagoort J, *et al*. Architecture of structures in the urogenital triangle of young adult males; comparison with females. *J Anat*, 2018(233): 447−459.
2. Wu Y, Dabhoiwala NF, Hagoort J, *et al*. Architectural differences in the anterior and middle compartments of the pelvic floor of young-adult and postmenopausal females. *J Anat*, 2017(230): 651−663.
3. Wu Y, Dabhoiwala NF, Hagoort J, *et al*. 3D Topography of the young adult anal sphincter complex reconstructed from undeformed serial anatomical sections. *PLoS One*, 2015(10): e0132226.
4. DeLancey JO. Functional anatomy of the female lower urinary tract and pelvic floor. *Ciba Found Symp*, 1990(151): 57−69; discussion 69−76.
5. DeLancey JO. Anatomic aspects of vaginal eversion after hysterectomy. *Am J Obstet Gynecol*,1992(166): 1717−24; discussion 24−28.

PENDI
KANGFU ZHILU

盆底康复知多少

■ 康复让你重拾尊严

当你不小心膝关节骨折后,膝盖伸不直、弯不到位,导致平地行走不便、下楼梯更困难时,怎么办? 当你不幸中风偏瘫、不能走路、生活不能自理时,怎么办? 这时你需要康复,接受专业人员对你进行专业性康复治疗,让你重新获得已丧失的行走功能。因此,康复就是帮助恢复或者改善人们身体功能障碍的过程。国际卫生组织(WHO)对"康复"的定义:通过综合、协调地应用所有措施,消除或者减轻病、伤、残者身心、社会功能障碍,达到或保持最佳功能水平,增强自立能力,使其重返社会,提高生存质量。康复是一项系统工程,包括医疗康复、康复工程、教育康复、社会和职业康复等全面康复。康复也是一种理念、指导思想,需要环境和社会作为一个整体来参与其中,以利于他们重返社会。

康复就是这样一个过程,通过你与康复人员的共同努力,恢复你的行走能力,让你像正常人一样行走,重拾你的尊严。

■ 请不要误解康复

目前为止,仍然有不少人不了解康复,甚至误解康复,其中还包括部分医务人员。不用说"祝您早日康复",此"康复"非彼"康复"。"祝您早日康复"的"康复"更多的是指身体恢复,是疾病发生后机体恢复的过程,不是康复医学的康复。也有人觉得康复就是买几台商家们推销的各种各样的保健仪器,自行保健就是康复,但这是保健。还有不少人认为康复就是养老,躺在床上让人按摩。更有人认为康复就是到洗脚店按摩脚、推推背等,完全错误地理解康复了。这些所谓的"康复"与康复医学中的

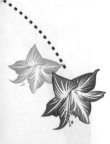

"康复"含义有所不同。它们都是一种孤立的、随意的,是一种被动过程,缺乏病员或伤残者全面主动参与,而真正的康复则是科学地、系统地训练与治疗,强调医患积极主动共同参与并使其功能得到恢复的过程,目标是获得独立生活能力,减少对家人和社会的依赖。康复医学是一套严谨、不断完善的科学体系,可以广泛地应用于神经内外科、骨科、内科、老年科等各个临床科室。

请不要误解康复,正确地认识康复,可以帮助人们更好地生活。

■ 骨折长好了,胳膊却弯不了、伸不直,有用吗?

骨折长好了,胳膊却弯不了、伸不直,导致喝水不方便甚至不能穿衣脱衣,需要人帮忙,这样的胳膊还有用吗? 从康复的角度来讲,这只胳膊屈伸功能受到一定程度的限制,出现了功能障碍。

那么什么是功能障碍? 我们先了解什么是功能。功能就是为达到一定目标而进行的可以调节的活动能力,这种能力是维持日常生活、学习、工作或劳动以及社会活动所必需的基本能力。众所周知,人们健全的身体具有多种功能,比如能正常行走,称之为运动功能;比如能区分冷热,称之为感觉功能;比如能说话、阅读、计算等,称之为认知功能等。但是如果由于受伤、年龄衰老、生病等原因,人们也许会失去某些功能或者导致某些功能减退,比如车祸等导致下肢骨折,中风后出现一侧肢体瘫痪,不能行走,他们的运动功能减退,称之为运动功能障碍;比如老年人因为年龄原因记忆力下降等,称之为认知功能障碍;比如残疾人无法生活自理,称之为日常活动能力障碍等,这些都是功能障碍。这些功能是由于个人因素造成的个人的功能障碍。还有一些功能障碍是由于环境因素造成的,比如台阶让轮椅使用者无法跨越,使轮椅使用者的行动受到限制。此外还有因为人们的偏见造成残疾人不能正常生活,导致残疾人融入社会的社会障碍。所以功能障碍可以是躯体方面的、心理方面的,也可以是环境方面的,甚至是社会方面的。康复就是通过多种手段恢复或改善躯体、

心理的功能障碍,呼吁社会改善环境,建立公平的社会环境,让功能障碍者重新回到正常人的生活。

所以骨折长好了,但原来的肘关节屈伸功能受到影响,出现了肘关节的功能障碍。那么这样的愈合好吗?

■ 哪些人群是康复的对象?

一般来说,只要有功能障碍都需要康复,康复的对象是那些身体或心理存在功能障碍者,这些人主要包括老年人、残疾人、疾病早期或恢复期患者、慢性病患者,以及亚健康人群。

不言而喻,老年人都有不同程度的功能障碍,而且年龄越大,功能障碍也越多,如导致行走不变的运动功能障碍,导致记忆力下降的认知功能障碍等,老年人的残疾率也在增加。因此,老年人群将是康复的主要对象。

其次是残疾人,这类人群都存在不同程度的功能障碍,需要不同程度的康复治疗。我国残疾人口9 000万左右,其中70%需要康复。对于疾病或损伤急性期及恢复早期的患者,开展早期康复治疗,包括理疗,可以促进原发性功能恢复。

第三是疾病等造成的暂时性或永久性功能障碍者,如骨折后造成的肢体运动、感觉功能障碍,中风导致的多项功能障碍,急性心肌梗死后、慢性支气管炎后肢体运动功能减退等。糖尿病的康复治疗,除了饮食控制、药物(包括胰岛素)等基础治疗方法外,运动疗法是主要手段之一。

最后,亚健康者也是康复治疗的对象,他们经过恰当康复治疗,减轻症状,达到重返工作的目的。

你需要康复吗?

■ 哪些疾病需要康复治疗?

一般来说,只要有功能障碍就需要康复治疗,因此需要康复治疗的疾

PENDI KANGFU ZHILU

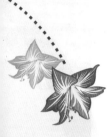

病主要有多种。神经系统疾病：脑卒中（中风）、脑外伤、脊髓损伤、帕金森病、阿尔茨海默病等；骨科疾病：颈椎病、腰椎间盘突出症、骨折、运动损伤、关节置换术后等；部分内科疾病如慢性阻塞性肺疾病、冠心病、糖尿病、骨质疏松症、肥胖等；儿科相关疾病如脑性瘫痪（脑瘫）、先天性脊柱侧凸、小儿斜颈、儿童自闭症、多动症等。此外，尿失禁、产后盆底功能障碍等也需要进行康复治疗，而且疗效显著。对于亚健康状态，康复干预也能起到预防作用。

精干的康复团队

康复工作是以团队工作的形式完成的。临床医疗活动需要专科医生和护士共同完成，同样康复医疗活动需要康复医师、康复治疗师以及其他如社会工作者共同进行。康复治疗师包括物理治疗师（PT）、作业治疗师（OT）、言语矫治师（ST）、心理治疗师、假肢与矫形器师（P&O）、文体治疗师等。因为患者存在多种功能障碍的不同，涉及功能障碍范围广泛，需要不同的康复方法进行治疗，所以常采用多专业联合协作的方式，以康复治疗组的形式，由康复医师主导，成员包括治疗师、康复护士以及社会工作者等组成。

先设一个康复"小目标"

康复就是一个小目标接一个小目标逐步实现的过程。康复不是盲目的，它是在全面准确地康复评定的基础上，由康复医师、治疗师和患者及其家属共同制定的康复目标，分为近期目标和远期目标，并围绕康复目标设计康复方案。譬如，中风患者早期的一个康复小目标就是希望在两周之内能从床上坐起来，为此治疗师、患者本人及其家属共同努力实现这个目标；下一个小目标是希望一个月后能够独立站稳等。有了目标，才有康复的方向和动力。

■ 不能随便设康复"小目标"

　　骨折后是否都需要手术？这需要骨科医师准确判断，而医师判断的主要依据是临床检查，尤其是影像学检查，由此判断骨折的类型、严重程度等，然后设立骨折恢复的目标，决定是否手术以及手术方式。

　　康复小目标的设立也是建立在对患者功能障碍准确评价的基础上，精确评定，精准康复。譬如中风偏瘫早期肌肉力量很差，肌力0～1级，那么康复目标就是促进肌力恢复；当肌力达到3～4级时，行走就可能是新的康复目标。而对于一个肌力0级的患者，设立独立行走的小目标显然是不合适的。

　　康复评定的内容甚广，包括躯体功能、认知功能、言语功能和社会功能等方面，涉及器官或系统水平、个体水平和社会水平等不同层次的功能评定，也可以是以上各层次功能综合评定。根据病情不同，功能障碍涉及范围不同，康复医师会选择不同的评定量表进行专项评定。

■ 康复评分是如何进行的?

　　临床医生诊断依据是病史采集、体格检查和恰当的特殊检查，如CT等。康复医师评定的依据则是各种评定量表以及专项评定设备。这些量表很神奇，它们或是用于筛查某些功能障碍，或是判断障碍的种类，更多的是评价障碍的严重程度并进行合理分级。评价吞咽功能障碍方法，简单如洼田饮水试验，让患者喝一口30毫升温水咽下去，观察有没有呛咳、分几次咽下去。几分钟就能完成，简单实用。复杂的有在X线下进行的，需要专门的放射科设备。还有一些复杂的评估，如步态分析，则需要专用设备、专用场地以及专业人员才能完成。临床上则更多使用各种量表进行康复功能评定，一名医师，一些简单的器具，花10～20分钟即可完成评定。

　　康复评定具有以下目的和作用：(1)了解残疾所致功能障碍的性质、部位、范围、严重程度、发展趋势、预后和结局；(2)了解评定对象的康复

 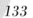

愿望和需求;(3)为制定康复治疗计划提供客观的依据;(4)动态观察残疾的发展变化;(5)评定康复治疗的效果;(6)开发新的更有效的康复治疗手段。

康复评定的时间一般在康复治疗开始前、治疗过程中以及结束时,因此又分为初期评定、中期评定和结局评定。康复治疗以康复评定开始,又以康复评定结束。

■ 康复治疗不用药吗?

康复治疗很少用药,对基础疾病如高血压病、糖尿病等的药物治疗不在讨论之列。因此有必要讨论一下康复医学与临床医学的异同。虽然两者都是为了治病救人,但康复医学与其他临床医学还是存在很多不同。

首先临床医学注重诊断,是什么原因导致患者患病,是什么病,疾病的严重程度如何;而康复医学注重的是这些疾病导致了哪些功能障碍,功能损伤的严重程度如何。

其次,内外科采用合适的药物或手术等方式治疗疾病;而康复医学则是采用非药物的方法如运动疗法等促进功能改善。

第三,内外科的治疗在一定程度上患者是被动参与治疗全过程的,特别是手术过程;而康复则不同,需要患者本人、家属等全程主动参与,并要求积极配合。

第四,虽然现在内外科一定程度上也重视环境对患者的影响,但康复医学更重视环境及环境改造,以方便这些功能障碍者独立生活。

■ 康复治疗有哪些方法?

康复治疗是采用非药物方法进行治疗的。针对不同的功能障碍,采取不同的治疗方法,包括物理疗法(运动疗法、物理因子疗法等)、作业疗法、言语训练、传统康复疗法、心理治疗以及康复工程等。每种方法又有

许多不同技术或手法，如中医传统康复方法（针灸、推拿等），运动疗法又分为主动运动、被动运动等。康复工程则是利用现代科学技术，如假肢、机器人等改善患者的功能。

■ 运动疗法——康复的精髓

运动疗法是康复治疗的核心治疗手段，更是现代康复的精髓。所谓运动疗法，是指徒手或利用器械或患者自身力量，通过某些运动方式（主动或被动运动等）使患者获得全身或局部运动功能、感觉功能恢复的训练方法。运动疗法是按照科学性、针对性、循序渐进的原则，最大限度地恢复或改善患者已经丧失或减弱的器官功能，预防和治疗肌肉萎缩、关节僵硬等并发症，具有维持和改善运动器官的功能、增强心肺功能、促进代偿功能的形成和发展、提高神经系统的调节能力、增强内分泌系统的代谢能力以及改善精神、心理状况等功能。运动疗法解决最常见的运动功能障碍，因此在康复治疗中占据重要地位。

运动治疗的内容丰富，根据动力来源分为主动运动和被动运动；根据能源消耗分为放松性运动、力量性运动、耐力性运动；根据作用部位分为局部运动和整体运动；根据治疗时是否使用器械分为徒手运动和器械运动；根据组织形式分为个人治疗和小组治疗；根据肌肉收缩的形式分为等长运动、等张运动和等速运动。

常用技术主要有关节活动技术、关节松动技术、软组织牵拉技术、肌力训练技术和神经生理治疗技术。这些技术由物理治疗师完成，他们采用"运动"这一机械性的物理因子对患者进行治疗，通过徒手或借助于器械对患者进行治疗。

■ 理疗，大家熟知的治疗方法

颈椎病、腰椎间盘突出症可以用理疗方法得到很好地治疗，但是大家

知道心脏起搏器也是一种理疗机器吗？所谓理疗，就是物理因子治疗，利用电、光、声、磁、冷、热、水、蜡、力等物理或化学性质进行疾病治疗的康复方法。在这里电的神奇再次得到体现。电疗是最常用的理疗方法，根据频率的高低可以分为低频、中频和高频电疗法。低频电疗法中有神经肌肉电刺激疗法、功能性电刺激疗法等。前者采用低频脉冲电流刺激肌肉产生收缩而达到治疗作用，临床上用于下运动神经元损伤后肌肉失神经支配、废用性肌萎缩、习惯性便秘、宫缩无力等；后者是用低频脉冲电刺激已丧失功能的器官或肢体，以所产生的效应来代替或纠正器官或肢体功能的方法，如前面提到的心脏起搏器、人工耳蜗等，现在已经生产出用于膀胱、尿道和吞咽肌治疗的电刺激。这些物理治疗方法有几个共同特点，可以促进局部血液循环，消除局部炎症、达到镇痛的效果。理疗项目种类繁多，但各有千秋，合理组合可以取得良好效果。

不要小看作业治疗

作业治疗主要通过一些日常生活活动、手工操作劳动或文体活动等具有一定针对性、能恢复患者功能和技巧的作业进行训练，包括功能性作业治疗、心理作业治疗、日常生活活动训练和就业前训练。通常在作业治疗区会看到桌子上放着十几根粗细不一的小木棍、大小不一的螺丝、不同颜色的小卡片等，先进一点的会摆放一台电脑，这些都是常见的东西，但却暗藏玄机，千万不要小看。就小木棍来说，治疗师要求患者把它插入指定位置，这个过程患者要完成抓（屈曲手指、对指）、放（手指伸展），肩肘腕协调才能完成这个动作。这是治疗师根据患者功能水平、年龄、兴趣、原来的职业和障碍的情况来制定的动作，目的是为了训练上肢和手的功能。其他常选用的有进食、梳洗、穿衣、各种转移等日常生活活动，木工、纺织、刺绣、制陶等手工操作，以及使用套环、七巧板、书法、绘画和各种有价值的游戏等文体活动。作业治疗人员还可以通过制作一些自助具、简单夹板帮助患者克服肢体功能的障碍，训练装配假肢、矫形器和特殊轮椅

（气动、电动、颌控等）的患者使他们能正确、灵活地操纵和使用这些辅助用具。对于有心理和认知能力障碍的患者，要对他们进行心理素质和认知的作业训练。

■ 康复治疗方法

1. 言语治疗

言语治疗是通过各种手段对有言语障碍的患者进行针对性的治疗，目的是改善言语功能，使其重新获得最大的沟通与交流能力。但凡有言语障碍的患者都可以接受言语治疗，如脑卒中、颅脑外伤或脑瘫等患者。由于言语治疗是治疗师与患者之间的双向交流，因此患者如果伴有情感、精神、痴呆等状况，或者拒绝治疗者，言语治疗就无法进行。常见的语言障碍的种类有听觉障碍（获得语言之后和之前）、语言发育迟缓、失语症、言语失用、运动障碍性构音障碍、器质性构音障碍、功能性构音障碍、发音障碍和口吃。通过评价，明确诊断，决定康复治疗的方针和具体的计划。常用的检查方法包括听觉检查、语言能力检查、口语检查等。对于鉴别出的言语障碍，如声音异常、构音异常、言语异常或流畅度异常，可分别选用发音器官和构音结构练习、单音刺激、物品命名练习、读字练习、会话练习、改善发音等方法恢复其交流能力。

2. 吞咽障碍治疗

吞咽障碍多见于脑损伤后患者，主要表现为饮水呛咳、液体或固体食物滞留在口腔中，吞下过程障碍或哽噎。吞咽障碍治疗的目的就是恢复或者提高患者的吞咽功能，改善身体的营养状况，增加进食的安全性，减少误吸、吸入性肺炎的发生，减少因不能经口进食而产生的心理恐惧和抑郁等。常用的治疗方法由口部运动训练、间接吞咽训练、摄食训练、电刺激、球囊扩张术等，针灸治疗也有一定疗效。

3. 心理治疗

康复治疗不仅训练患者的躯体功能，还进行心理和认知功能的康复

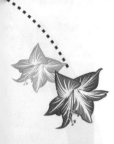

训练。大多数身体残疾的患者常因心理创伤而存在种种异常心理状态，因而需要心理治疗师参与工作。心理治疗师通过观察、谈话、实验和心理测验（性格、智力、意欲、人格、神经心理和心理适应能力等）对患者进行心理学评价、心理咨询和心理治疗。常用的心理治疗有精神支持疗法、暗示疗法、催眠疗法、行为疗法、松弛疗法、音乐疗法等。

■ 把丢失的记忆找回来——认知康复

"我是谁?""我几岁了?""我住哪儿?""我要做什么来着?"……记忆力减退的人常常会出现这些情况。脑的高级功能出现问题，最早表现就是记忆力减退，这就是认知功能障碍。认知包括感知、学习、记忆、思考等过程，广义的认知可以包括与脑功能相关的任何过程。脑损伤患者会出现知觉、注意、记忆、计算、思维以及解决问题和语言等多方面认知问题，称之为记忆障碍、注意障碍、视空间障碍、语言障碍和情感反应障碍等。认知康复是针对有认知缺陷的患者进行康复治疗，根据专项评定，制定针对性康复计划，采取注意力训练、视空间训练、记忆训练、思维训练等进行综合康复。

■ 康复工程——康复的好帮手

英国已故著名物理学家霍金的轮椅，是一台集计算机软件、通信技术、红外光、语音转换器于一体的人工智能设备，堪称当今科技的巅峰。霍金的轮椅能通过眼动追踪、联想输入和语音合成器播放来支持这位科学巨人与世界对话。工程师们不断升级改造轮椅系统，让霍金使用万能遥控器，坐着就能操控家中一切。除了打字和语言功能，还为轮椅安装了许多便捷操作，比如一键静音、快速检索、任务切换、收发信息等，这样霍金也能跟我们一样使用电脑上网。因此霍金说："医药没能治愈我的疾病，所以我更依赖于科技。"

从康复的角度来看,霍金使用的轮椅是顶尖的康复工程设备。康复工程是生物医学工程领域中一个重要的分支学科,通过应用现代工程学的原理和方法为患者、伤残人员设计制作假肢、矫形器、自助具和进行无障碍环境的改造等,以代偿或补偿的方法来矫治畸形、弥补功能缺陷和预防功能进一步退化,使患者能最大限度地实现生活自理和回归社会。广义的康复工程产品主要有以下几类:康复评定设备、康复治疗与训练设备、内置式假体、康复预防设备与保健器械、辅助器具。常用的品种主要有矫形器、假肢、自助器具和助行器等。

随着科技的发展,现在已经出现可供所有残障人士使用的交互系统、多功能感应系统,后者可时刻监控使用者各项生理指标,评测他的健康状况。美国航空航天局艾姆斯研究中心研发了一项技术,不仅可以让残障人士自主控制电动轮椅,而且能够将思想(想说的话)传送到语音合成器,让后者"说话"。

针灸推拿——中国特色的康复疗法

针灸、推拿是中国传统的治疗方法,已广泛应用于康复治疗中,在脑卒中、颈椎病、腰椎间盘突出症等疾病的康复中作用巨大,也在亚健康状态的预防中起重要作用。以脑卒中为例,历代医家从多角度分析,阐述了脑卒中及其后遗症的病因、机制等,并由此形成了多种有效方法,如针灸疗法、推拿疗法等。针灸疗法是运用针刺和艾灸来进行防治疾病的一种方法,对机体组织器官具有治疗和调整作用,已得到广泛认可,对脑卒中后语言能力的康复也起到积极作用。推拿疗法则用于防治肌肉萎缩、关节僵硬以及疼痛等并发症。这些都是外国人羡慕的康复方法。

神奇的镜像疗法

古人云"以铜为镜,可以正衣冠;以古为镜,可以知兴替;以人为镜,

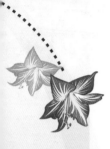

可以明得失。"现代人却用镜子治疗疾病。以镜子作为一种康复手段,用于康复治疗中,称之为镜像疗法。

镜像疗法,又称镜像视觉反馈疗法,是指利用平面镜成像原理,受试者只被允许通过镜子观察健侧上肢运动,而患侧上肢被镜面遮挡不能被直接看到,这样将健侧活动的画面复制到患侧,让患者想象患侧运动,通过视错觉、视觉反馈以及虚拟现实,"欺骗"大脑使之误以为双手在做对称运动,继而改变受损肢体对应脑区的活动、运动信号输出、疼痛处理能力等。镜像疗法最早在1995年用于治疗患肢痛,随后逐渐应用于中风后运动功能康复,尤其是上肢功能康复。

不要小看镜像治疗,这是有科学依据的,目前认为复杂的脑神经调控网络是其基础,而大脑的镜像神经元可能起到关键作用。镜像疗法作为一种新的康复治疗手段,在很多疾病的治疗中得到应用。

需要坚强意志力的强制性运动疗法

当一个人决意要做一件事情的时候,其决心越大,行动也越坚决,效果也越好。强制性运动疗法(CIMT)就是这样一种需要坚强意志的康复训练方法,同时也是临床上常用的新型康复治疗技术之一。

CIMT又称限制性运动疗法,通过限制健侧肢体的运动,同时集中对患侧进行大量、重复的练习和日常生活相关的活动训练,并逐渐增加难度以达到恢复功能的目标。其机制主要是建立在大脑功能重塑的基础上。强制性运动疗法最早从猴子身上发现并提出的,逐渐应用于中风后康复。早期研究发现,如果人为造成如猴子的一侧前肢去神经支配,猴子将不能使用此前肢。研究者一开始不限制猴子的健侧肢体时,猴子并不会使用患侧肢体;接着研究者限制了猴子的健侧肢体,结果发现健侧肢体限制2周后猴子竟然开始使用它的患侧肢体,克服了患侧肢体的"习得性废用",强制性运动疗法的概念由此而来。

强制性运动疗法由于限制了患者的健康肢体,必然会造成患者诸多

活动及生活不便,比如吃饭速度慢且时常掉东西、喝水时杯子晃动甚至砸碎、入厕不方便等,造成患者依从性差,能完成者一定是意志坚强者。

■ 康复治疗宜早不宜迟——早期康复的概念

众所周知,早诊断、早治疗的重要性,康复治疗也需要尽早进行,宜早不宜迟。研究证明早期康复干预有利于中风患者的功能恢复,并已经明确早期康复开始的标准,即中风后在神经系统症状不再进展的24～48小时后,且生命体征稳定的情况下即可开始康复治疗。对于中风偏瘫患者,早期康复不仅有利于功能恢复,也有利于防止一些不良后果的产生,比如关节僵硬甚至挛缩、静脉血栓、肺炎等。对于骨折内固定手术(俗称打钢钉)后,也是可以早期活动的,但应在专业人员的指导下进行。我们经常遇到骨折术后3～4个月甚至更长时间来就诊的患者,因为关节僵硬,膝关节术后行走不能,或肘关节术后不能自己穿脱衣服,希望康复科能够帮助他们,这时候康复能起的作用已经十分有限,因为粘连挛缩等,可恢复的空间非常有限,除非再次手术。

■ 一把双刃剑——制动

制动是一把双刃剑,一定条件下对机体恢复有利,但过度使用也会产生不利影响。制动就是限制活动,在特定状况下是一种保护性治疗措施,如骨折早期或重病时有利于保证患者度过急性期和危重期。制动的方式包括卧床、固定等。对于骨折,一定时间内的固定后制动可以防止错位、促进愈合而起到积极作用。对于心肺功能障碍者,急性期卧床休息有利于减少心脏负荷,达到治疗疾病、缓解症状的目的。而中风后卧床有利于帮助患者度过急性期,但长期卧床者可能出现新的功能障碍,加重残疾。研究发现,长期制动会对身体的各个系统都会造成不同程度的损害,常见有四肢肌肉松弛、萎缩、关节挛缩、僵硬,皮肤凸出部位形成褥疮,胃肠道

蠕动减慢、便秘以及泌尿系统感染等。对于呼吸系统可导致肺炎（坠积性肺炎）、肺功能减退甚至衰竭；对于心血管系统则会血压下降、心功能减退等。所以长期制动对机体的影响是负性的，将导致机体各个脏器功能减退。因此康复不主张长期不动，提倡对制动者进行合理的运动。

■ 生命在于运动

人是一种直立动物，是需要活动或运动的。运动是生命活动的标志，运动时身体各个系统都会产生适应性变化，引起功能改变。康复治疗选择合适的运动，进行针对性的功能训练，对患者身心功能障碍都有积极作用。

合适的运动对于肌肉骨骼系统产生积极作用，增加肌肉容积，增强肌肉力量，提高耐力，促进骨折愈合，防止骨质疏松，并加速关节软骨的新陈代谢，有氧运动能降低血浆甘油三酯、胆固醇、低密度脂蛋白和极低密度脂蛋白水平，而增加高密度脂蛋白和载脂蛋白水平。对心肺功能恢复和改善也起到积极作用。当然运动量过大、运动时间过长、运动方式错误等，则会对关节产生破坏，甚至导致骨折。合适的运动是合理进行运动治疗的基础。

■ 盆底康复训练

女性盆底肌犹如一张吊床，托着尿道、膀胱、阴道、子宫、直肠等器官，具有控尿、控便、维持阴道紧缩度的生理功能。盆底肌肉一旦受到损伤，就会出现漏尿、下腹部坠胀感、便秘、子宫脱垂、阴道松弛等，给女性带来诸多烦恼，严重影响生活质量。

盆底康复训练是通过指导患者有意识地进行自主性的盆底肌肉收缩，促进受损伤的肌肉、神经功能的恢复，同时唤醒盆底的神经及肌肉，使阴道更好地恢复到紧缩状态，从而提高性生活的质量、快感及高潮，缓解

症状,提高患者的控尿能力。康复方法主要包括盆底肌训练、盆底肌生物反馈、盆底肌电刺激、虚拟现实康复及电针康复等。盆底康复训练是最常用的非手术治疗产后压力性尿失禁的方法。

■ 控制阀

尿路控制阀是由Corp设计和制造的一种导管样装置,主体由具有热塑性合成橡胶制成,近端有一可膨胀的球体,可保持该装置位于尿道中正确的位置,远端的金属片可防止尿液逆流。该装置试用后患者普遍反应良好,且方法简单易学,是一种新的治疗手段。

■ 虚拟现实康复

虚拟现实技术是一种计算机仿真系统,产生于20世纪60年代,它利用计算机创建一种可以体验的虚拟世界,是一种多源信息融合的、交互式的三维动态视景和实体行为的系统仿真,使用户沉浸到该环境中。通过展示经特殊加工的虚拟图像并结合一些非可视的显示方式(增强的听觉和触觉等)等一系列计算机技术的综合,让使用者置身于虚拟空间中,产生在另一个现实环境中的感觉。国外研究表明,虚拟现实技术对尿失禁老年人是一项有效且可接受度高、满意度高的康复训练方法,但是目前仍处于初步探索阶段,有待进一步论证。

■ 电针康复

中医认为老年人尿失禁是因为年老体虚或久病气虚,肾气不足,下元不固,膀胱约束无权,或脾肺气虚,脾失健运,上虚不能制下。针灸治疗可以通过针刺特定的穴位使盆底肌、膀胱括约肌和逼尿肌被动节律性舒张与收缩,增加肌肉的弹性和强度,达到治疗压力性尿失禁的目的。有研

PENDI KANGFU ZHILU

究表明针刺特定腧穴能调节支配盆底肌中枢及周围神经的兴奋性与抑制性，从而达到刺激盆底肌收缩及调节膀胱排尿功能的作用。进一步研究表明电针结合盆底肌训练对尿失禁女性患者有良好的康复效果。

■ 行为疗法

行为疗法是建立在行为学习理论基础上的一种治疗方法，通过各种形式的学习，提高患者自我控制能力，达到控制情绪、行为和内脏生理活动的目的。膀胱过度活动症患者表现为尿急，伴或不伴急迫性尿失禁，因其严重影响生活质量，目前已经成为全世界严重的社会健康问题之一。行为疗法是膀胱过度活动症一线治疗方法，因行为疗法简便、易行、经济、无不良反应，已被国内外护理人员广泛应用于膀胱过度活动症患者的护理中。

行为疗法包括生活方式转变和行为训练两方面内容。良好的生活方式易于培养良好的排尿习惯，而行为训练则通过患者主动干预膀胱排尿方式，重建排尿间歇时间，主动控制膀胱过度活动症不良症状。

■ 生活方式干预

与所有疾病一样，去除或控制危险因素可以减少疾病的发生，减轻疾病的症状。压力性尿失禁及膀胱过度活动症都与一些生活方式有关，因此干预生活方式成为疾病治疗的基本方案。

适当限制液体摄入量，以避免过多的液体加剧压力性尿失禁及膀胱过度活动症的症状。有研究建议尿失禁患者每日液体摄入量约为1 500毫升或30毫升／千克以下。但对液体限制过度将导致尿液浓缩，从而可引起膀胱激惹性增加，导致尿频、尿急及尿路感染。临床上可通过排尿频率—排尿量表来指导过多液体摄入量的患者适当限制液体饮入量。

少喝或者不和咖啡。咖啡因具有利尿功能，还可增加逼尿肌兴奋性加重膀胱过度活动症的症状,而且喝的越多症状可能越明显,呈现量效关系,导致逼尿肌过度活动。一些研究发现,减少咖啡摄入量可加强尿控。因此,建议尿失禁患者减少咖啡摄入量以利于膀胱健康。

吸烟是压力性尿失禁的危险因素之一,因为吸烟会导致呼吸道疾病,而咳嗽是其主要症状。研究认为吸烟可增加女性尿失禁,尤其是重度尿失禁的风险。近期研究发现,吸烟者发生压力性尿失禁和膀胱过度活动症的风险都高于不吸烟者。但另一些研究并未得到相同结论。目前尚无确切证据证明戒烟可以改善尿失禁的严重程度或者治愈尿失禁,但就整体健康而言,戒烟是必须的。

多项研究显示,便秘(每周少于两次的排便次数)和成年早期排便紧张程度的增加可能与脱垂和尿失禁的增加有关,也有研究认为便秘可直接导致压力性尿失禁,但并无证据显示改善便秘有利病情逆转。

肥胖可通过增加腹内压力并施加到盆底而导致尿失禁发生,BMI及腰围增加可显著增高尿失禁风险。有研究显示18岁以后体重增加5～10千克者与体重变化在2千克以内者相比,每周尿失禁风险增加44%,体重增加30千克者尿失禁发生风险增加4倍。研究也发现在肥胖女性中,体重减少5%即与尿失禁症状的缓解有关。因此建议,减肥是肥胖患者治疗尿失禁尤其是压力性尿失禁的一线治疗方案。

综上,目前比较明确的生活方式干预,如减少咖啡因摄入、控制体重可以减少尿失禁的发生,缓解尿失禁的症状,其他如便秘等还需要进一步研究。对于液体摄入量,则需要整体考虑,过量和不足的液体摄入都可能导致下尿路症状。

■ 膀胱训练

膀胱训练(也称为膀胱再训练、膀胱再教育或膀胱锻炼)是指导患者有意识地延长排尿间隔时间,以2～3小时排尿1次为宜,并在排尿时收缩盆底肌肉及尿道括约肌,反复中断排尿,从而提高控尿能力。在进行膀

胱训练时，在规定的排尿间隔时间内患者不得上厕所，除非在紧急情况无法忍受时，如此逐渐增加排尿间隔时间，减少排尿次数。膀胱训练主要用于膀胱过度活动症或急迫性尿失禁。可同时采用液体管理、记录排尿日记、抗胆碱能药物治疗等。

■ 呼吸训练

根据呼吸核心理论，膈肌的运动会同时影响腹横肌和盆底肌的收缩，进而影响盆底的功能活动，所以通过呼吸训练有可能缓解产后压力性尿失禁的症状。

患者仰卧位，屈髋屈膝90°，保持患者矢状面稳定和膈肌、盆底肌处于关节功能共轴位，将双小腿放在凳子上。患者吸气，两侧肋骨往外打开，腰椎无过伸，胸部无过度用力，骨盆后倾，尾骨稍离开床面，使胸廓和骨盆处于平行状态，双膝夹住软垫，以激活盆底肌；患者双侧肩关节前屈90°，气球直径选5～30厘米，一只手控制吹气棒，另一只手稳定气球，尽可能用力吹气球到直径约20厘米，吹气过程中注意不要漏气。训练过程中如有不适，立即停止练习并做呼吸调整。气球吹满后进行一次自然呼吸调整。上述训练每次20分钟，每天1次，每周3天，共12周。若个体存在呼吸模式问题，必须首先予以纠正。

盆底治疗的
中医之路

· ·

慢性盆腔疼痛

慢性盆腔疼痛为男性或女性骨盆结构和盆腔脏器的一种慢性或持续性疼痛,且持续或反复发作至少6个月,涉及泌尿、生殖、神经、肠道、精神和心理等多个系统和多个学科。本病发作多无规律,且症状反复,患者在劳累过度、行床围之事后或月经前后出现腰痛、下腹痛、痛经等症状,或出现以上症状加重。长期反复发作者还可能出现精神障碍,如焦虑、抑郁等,给患者的生活带来严重影响。慢性盆腔疼痛的主要临床表现为盆底、肠道或泌尿道功能障碍以及性功能障碍,且疼痛与个体认知、行为、性活动及情感等因素相关。在男性主要见于慢性前列腺炎患者,女性多见于慢性盆腔炎、子宫腺肌病、子宫内膜异位症、肠易激综合征、间质性膀胱炎等疾病患者。目前西医学治疗慢性盆腔疼痛多以止痛、消炎、手术、物理治疗、心理治疗、饮食疗法等对症治疗为主,目的是改善疼痛的症状,积极缓解或者消除患者的心理负担,但疗效并不令人满意。

在中医古籍中并无本病名的记载,但考虑其主要临床表现以腰骶、小腹、会阴、睾丸、肛周等部位疼痛及排尿异常为特征,故可大致归属于“腰痛”“腹痛”“淋证”“精浊”“白浊”“癃证”“㿗疝”“痛经”“带下”等范畴。慢性盆腔疼痛的治疗,多数中医医家认为本病与肝、脾、肾脏腑功能密切相关。病因病机倾向于湿热、寒邪、气滞、血瘀、痰结、正虚。分而论

PENDI
KANGFU ZHILU

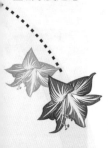

之，多因外感湿热邪毒，或嗜食辛辣膏滋之品，内生湿热，湿热下注于下焦，导致膀胱气化不利，或相火妄动，所愿不遂，湿热内侵，壅滞气血，气血运行不畅，气滞血瘀，即所谓"不通则痛"；病久及肾，肾精亏虚，肾阴阳失衡，肾阳虚则无力推动膀胱气化功能，肾阴虚则精关不固，盗汗失眠，心烦遗精；或长期涉水淋雨，寒湿内侵，寒为阴邪，易伤阳气，寒性凝滞，易使气血津液凝滞，气血不通则痛，所谓"寒性凝滞而主痛"；病久正气亏虚，气血暗耗，脏腑器官失去滋养，是谓"不荣则痛"。

　　在临床实践中，笔者认为肝脾功能在本病发生发展中具有重要作用。传统中医认为，肝主疏泄，其作用主要表现为肝气具有疏通、畅达全身气机作用，包括促进气血津液的运行输布、脾胃之气的升降以及情志的舒畅、生殖功能的调节等诸多功能。具体而言，肝气的疏泄功能正常，则气机调畅，气血和调，心情舒畅，情志活动正常，生殖功能正常；若肝气疏泄功能不及，则见肝气郁结，心情抑郁，或悲忧善虑，患得患失；若肝气郁而化火，大怒伤肝，"怒则气上"，肝气升泄太过，则可见烦躁易怒，亢奋激动的表现。肝气的疏泄具有调节气血津液的功能，血液的运行和津液的输布代谢有赖于气机的调畅。气能行血，使之畅达而无瘀滞。若气机郁结，则血运不畅，血液瘀滞停积而为瘀血，或为癥瘕，或为肿块。在女性可出现经行不畅、经迟、经闭，或女子月经过多、崩漏不止等。气能行津，气行则津布。若肝气疏泄功能失常，气机郁结，亦会导致津液的输布代谢障碍，形成水湿痰饮等病理产物，出现水肿、痰核。肝胆湿热下注则会阴部潮湿多汗，胀闷不适。肝气的疏泄作用还表现在对生殖功能的调节，女子的排卵、男子的排精等，与肝气的疏泄功能都密切相关。肝气的疏泄功能正常，则男子精液排泄通畅有度，女子则月经周期正常，经行通畅；肝失疏泄，男子则排精不畅，女子则月经周期紊乱，经行不畅，甚或痛经。另外，肝主筋，会阴部乃宗筋所聚之处，肝经"过阴器，抵小腹，布胁肋，肝脉受邪，经气不利，则胸胁胀满，少腹疼痛，疝气，经气不利则腰痛不可以俯仰"。可见，肝的疏泄作用在本病中具有极其重要的作用。

　　脾脏在本病主要体现在脾主运化和脾主升清两个方面。脾主运化功能正常则水湿代谢正常,若脾主运化失司,则水液代谢失常,内生为痰湿,痰湿阻滞气机,影响气血运行,血行不畅停而为瘀,气血痰瘀互结,变证丛生,所谓"怪病多痰";正常情况下,脾主升举内脏,通过脾气上升能起到维持内脏位置的相对恒定,防止其下垂。脾气上升而胃气下降,升降协调平衡是维持脏器位置恒定的重要因素。若脾气虚弱,无力升举,脾气下陷,可导致内脏下垂,如肛门下坠,甚则脱肛(直肠脱垂)、肾下垂、膀胱下垂、子宫脱垂(阴挺)等。临床上很多患者反复诉说肛门下坠、小腹下坠、腰部下坠等,此皆与脾气下陷关系密切,遇此可运用益气升阳之法,调补中气,往往能获得较好的疗效。

综上所述,本病本虚标实,与肝脾肾关系密切,病因病机主要为湿热、寒邪、气滞、血瘀、痰结、正虚。临床实践中,多相互影响,杂而为病,故治疗中需针对病邪性质、邪正关系,抓主要矛盾,兼顾次要矛盾,用药有的放矢。通过中药内服外敷、针刺(普针、电针)等多种手段、多种途径的综合疗法,达到治疗的目的。当然也不能排斥西医西药,无论采用中医还是西医,均应以对患者病情有利为前提。因男女生理结构的差异,临床症状表现不尽相同,笔者认为中医治疗需考虑男女差异,同时也需遵循"整体观念""辨证施治""异病同治""同病异治"的理念,尽可能执简驭繁,化复杂为简单,依个人经验,辨证分型具体如下:

湿热蕴结证:(女性)症见小腹疼痛拒按,痛连腰骶,会阴部坠胀,带下量多,或带下黄稠臭秽,质黏稠,小便黄赤,或痛经,苔黄腻,脉滑数。

治则:清热除湿,化瘀止痛

方药:五味消毒饮合清热调血汤加减

金银花15克	野菊花15克	蒲公英15克	紫花地丁15克
牡丹皮10克	黄连9克	生地15克	当归12克
白芍15克	川芎10	红花9克	桃仁10克
莪术10克	香附12克	延胡索15克	红藤15克
败酱草30克	薏苡仁30克		

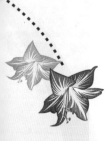

　　方中金银花、野菊花、蒲公英、红藤、紫花地丁、败酱草清热解毒；黄连、薏苡仁清热除湿；当归、川芎、桃仁、红花、牡丹皮活血祛瘀通经；香附、莪术、延胡索行气活血止痛；生地、白芍凉血清热、缓急止痛。全方共奏清热除湿、化瘀止痛之效。

　　若月经量多或经期延长者，酌加蒲黄炭、黄芩炭、藕节炭；带下量多者，酌加墓头回、黄柏、樗根白皮。

　　(男性)症见小腹灼痛拒按，痛连腰骶，或会阴部拘急胀痛、潮湿汗出，口苦，小便频急短涩，尿道灼热刺痛，尿色黄赤，大便秘结，苔黄腻，脉滑数。

　　治则：清热解毒，利湿通淋

　　方药：八正散合五味消毒饮加减

车前子 15 克	瞿麦 15 克	萹蓄 20 克	滑石 30 克
山栀子 12 克	生甘草 9 克	大黄 9 克	通草 10 克
金银花 15 克	野菊花 15 克	蒲公英 15 克	紫花地丁 15 克
生地 15 克			

　　腹胀腹痛者，酌加延胡索 15 克、川楝子 10 克行气止痛；小便后滴白如米泔水者，酌加萆薢 15 克、石菖蒲 10 克、乌药 10 克。

　　寒湿阻滞证：(女性)症见小腹冷痛拒按，得热则痛减，月经量少，色黯有块，畏寒肢冷，面色青白，舌黯，苔白，脉沉紧。

　　治则：温经散寒，祛瘀止痛

　　方药：温经汤加减

吴茱萸 9 克	当归 10 克	芍药 15 克	川芎 9 克
人参 6 克	桂枝 9 克	阿胶 10 克	牡丹皮 10 克
炮姜 6 克	甘草 6 克	麦冬 9 克	艾叶 10 克
香附 10 克			

若痛经者,加醋延胡15克、川楝子9克、小茴香6克;小腹冷凉,四肢怕冷者,加熟附子10克、巴戟天15克、补骨脂10克。

(男性)症见小腹冷痛拒按,得热则痛减,阴部冷凉,甚则睾丸拘急疼痛、偏坠肿胀,畏寒肢冷,面色青白,舌黯,苔白,脉沉紧。

治则:温经散寒止痛

方药:天台乌药散合橘核丸加减

台乌药12克	木香6克	小茴香6克	青皮6克
高良姜9克	槟榔9克	川楝子12克	炮姜6克
橘核15克	川楝子10克	桃仁10克	木香9克
延胡索15克			

若冷痛明显者,酌加熟附片10克、巴戟天15克;气虚乏力者,酌加黄芪15～30克、升麻3克、柴胡3克益气升提。

气滞血瘀证:(女性)症见小腹胀痛或一侧刺痛,胸胁、乳房胀痛,经行不畅,经色紫黯有块,块下痛减,舌紫黯,或有瘀点,苔薄,脉弦或弦涩有力。

治则:行气活血,祛瘀止痛

方药:膈下逐瘀汤合小柴胡汤加减

桃仁10克	牡丹皮10克	赤芍12克	当归10克
川芎9克	五灵脂10克	乌药10克	延胡索15克
香附10克	红花6克	枳壳6克	柴胡9克
制半夏12克	炙甘草6克		

若痛经剧烈伴有恶心呕吐者,酌加吴茱萸2克、旋覆花10克、竹茹10克;若小腹胀坠或痛连肛门者,酌加升麻6克、川楝子10克;若小腹冷痛,

酌加艾叶10克、小茴香6克。

（男性）症见小腹或腹股沟区胀痛或一侧刺痛，肛周酸胀不适，舌紫黯，或有瘀点，苔薄，脉弦或弦涩有力。

治则：行气活血，祛瘀止痛

方药：膈下逐瘀汤加减

桃仁10克	牡丹皮10克	赤芍12克	当归10克
川芎9克	五灵脂10克	乌药10克	延胡索15克
香附10克	红花6克	枳壳6克	

若兼小腹胀坠或痛连肛门者，酌加片姜黄10克、川楝子10克；兼寒者小腹冷痛，酌加艾叶10克、小茴香6克；刺痛明显者，酌加虫类药如水蛭6克、土元10克加强祛瘀通络之功。

气虚下陷证：（女性）症见小腹隐痛喜按，会阴部下坠，或肛周下坠，或腰酸下坠，月经量少，色淡质稀，神疲乏力，头晕心悸，失眠多梦，面色苍白，舌淡，苔薄，脉细弱。

治则：补气养血，升提固摄

方药：补中益气汤合归脾汤加减

党参12克	黄芪30克	白术9克	升麻6克
柴胡6克	当归9克	茯神9克	龙眼肉12克
酸枣仁12克	木香6克	炙甘草3克	远志6克
熟地15克	巴戟天15克		

若畏寒肢冷者，加熟附子10克、干姜6克；夜尿频多者，加益智仁10克、乌药10克、山药30克；便秘者加肉苁蓉15～30克、菟丝子15～30克。

（男性）症见小腹隐痛喜按，会阴部下坠，或肛周下坠，或腰酸下坠，易疲劳,精神萎靡,舌淡,苔薄,脉细弱。

治则:补气养血,升提固摄

方药:补中益气汤加减

党参12克	黄芪30克	白术9克	升麻6克
柴胡6克	当归9克	熟地15克	巴戟天15克
菟丝子20克	枳壳30克	炙甘草6克	

若畏寒肢冷者,加熟附子10克、干姜6克;夜尿频多者,加益智仁10克、乌药10克、山药30克;便秘者加肉苁蓉15～30克;腹痛绵绵者,加白芍30克,与甘草意为酸甘化阴,共凑缓急止痛之功。

肝郁气滞证:(男女性)症见小腹胀痛,周身不适,情志抑郁,或多烦易怒,多思虑,舌苔薄,脉弦。

治则:疏肝解郁,通络止痛

方药:柴胡疏肝散加减

柴胡9克	陈皮6克	香附10克	川芎9克
枳壳10克	芍药30克	炙甘草6克	郁金10克
路路通15克			

若肝郁气滞重症,可合四磨汤加减,以增强其疏肝理气的作用;若气郁化火,见舌红苔薄黄者,可加牡丹皮10克、山栀子10克、黄芩12克、川楝子10克等以清泻肝火;若见口干舌燥,目干涩,可加地黄15克、枸杞子10克、夏枯草15克等滋水清肝,或者与一贯煎合用,增强补益肝阴的作用。

肾虚证:(男女性)症见小腹痛,小便不通或点滴不爽,排出无力,头晕耳鸣,腰酸腿软;若肾阴亏虚,兼见面色潮红,五心烦热,舌红少苔,脉细数;若肾阳虚衰,兼见面色少华,畏寒怯冷,四肢欠温,舌淡,苔薄白,脉沉细。

155

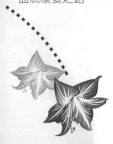

治则：肾阴虚者滋阴降火,肾阳虚者温补肾阳

方药：

肾阴虚者,知柏地黄丸加减

熟地24克	山茱萸15克	山药30克	泽泻10克
牡丹皮10克	茯苓10克	黄柏10克	知母10克
龟板15克	女贞子15克	旱莲草15克	

肾阳虚者,右归丸加减

熟地24克	山药30克	山茱萸15克	枸杞子9克
菟丝子12克	鹿角胶12克	杜仲12克	肉桂6克
当归9克	制附子10克	黄芪15克	炙甘草9克

若腰骶酸痛剧者,加桑寄生30克、杜仲10克、狗脊12克;若小腹胀满,加乌药10克、川楝子10克行气止痛。

辨证分型不是机械的、呆板的辨证分型,一般情况下,多数患者以复合证型为多见,即以某证型为主兼有其他证型,故治疗时需兼顾用药,比如临床实践中经常看到有患者肾虚之中兼有实证,虚实夹杂更为常见。笔者常用桂附八味地黄丸加清热解毒类中药及活血化瘀类中药治疗西医诊断为慢性前列腺炎,中医辨证为肾虚兼有下焦湿热瘀血者,往往收到较好的疗效,患者反映用药后能很快改善阴部潮湿、尿频、会阴部胀痛不适的症状,并对性功能亦有较好改善。

慢性盆腔疼痛的治疗除中药口服治疗之外,尚有中药灌肠、局部外敷及针刺等诸多治疗手段。中药灌肠及局部外敷之药大多选用清热解毒、活血通窍或温阳通络之品组成,常用药物有大黄、败酱草、蒲公英、红藤、白花蛇舌草、紫花地丁、金银花、连翘、延胡索、川楝子、赤芍、丹参、红花、益母草、皂角刺、人工麝香等,方药组合变化多样,依医师个人经验而组方不同。

　　冲、任、督三脉"一源三歧"，同出于胞中，所在经脉之穴位对于治疗盆底疼痛具有独特疗效。常用穴位有神阙、子宫、次髎、足三里、地机、三阴交、太冲、关元、命门、长强、百会、合谷、阿是穴等。神阙属任脉要穴，具有调理冲任、通络止痛的作用；关元为任脉与足三阴经交会穴，具有培肾固本、补益元气之功效；三阴交是足三阴经的交会穴，具有调理肝、脾、肾经气的作用，是治疗妇科痛证的要穴。在普通针刺基础上施加电针刺激能使神经兴奋，抑制痛觉过敏或痛觉异常，以达到镇痛目的。电针以疏密波刺激30分钟，强度以患者可耐受为度，使局部有酸胀感。艾灸或温针盆腔穴位可促进局部血液循环，提高痛阈，减轻疼痛。以上穴位需根据辨证酌情选用。

 # 压力性尿失禁

压力性尿失禁是指咳嗽、喷嚏、大笑、体位改变、提重物、登高等引起腹压突然增加，出现尿液不自主的自尿道外口漏出。多见于中老年女性。西医学认为该病病因复杂，涉及多种因素，如卵巢功能衰退、雌激素水平下降、尿道括约肌松弛、尿道周围及盆底组织萎缩等；或是经产妇由于盆底组织、膀胱颈部和尿道因分娩损伤等。主要与尿道括约肌系统和尿道括约肌外尿道支持系统的解剖学、生物力学、生物电学、病理生理学、病理学、分子生物学、遗传学及妊娠等多学科密切相关。现代医学多采用盆底肌肉训练、雌激素治疗或膀胱颈悬吊术等方法治疗，疗效并不十分满意。

中医古籍中无"压力性尿失禁"的病名，结合历代医家论述，相当于中医"小便不禁""遗尿""遗溺"等范畴。《素问·咳论》云"膀胱咳状，咳则遗溺"，《素问·灵兰秘典论》曰"膀胱者，州都之官，津液藏焉，气化则能出矣"，《妇人大全良方》载"乃心肾之气，传送失度之所由也"等从中医角度对本病多有论述。中医认为本病与脾、肺、肾、膀胱、三焦关系密切，水湿津液的代谢与脾肺肾关系密切。脾主运化，包括脾主运化水谷精微物质和脾主运化水湿津液等两个方面。脾在水液的代谢过程中起运转作用，肺为水之上源，肾为水之下源，而脾居中焦，为水液升降输布的枢纽。肺主气，主行水，主治节，其功能主要通过肺气的宣发与肃降，治理和调节全身水液的输布与排泄,使汗液、尿液等排泄有常。水湿津液在肺的宣发肃降作用下,下行濡润五脏六腑,被脏腑利用后化为浊液,通过三焦通路归肾或膀胱。《素问·灵兰秘典论》记载"三焦者,决渎之官,水道出焉",《素问·逆调论》曰"肾者水藏,主津液",浊液经肾的蒸腾气化作用变为尿液排出体外。在此过程中,肾气主升,膀胱之气主降,肾气与膀胱之气的作用相协调,则膀胱开合有度,尿液可及时地排出体外。若肾与膀胱之气作用失常,膀胱开合失度,则可出现小便不利或癃闭,也可出现尿急、尿频、遗尿、小便不禁等。正如《素问·宣明五气》记载"膀胱不利为癃,不约为遗溺"。可见,压力性尿失禁与中医的肺、脾、肾、膀胱、三焦关系密切,而与肺、脾、肾尤为密切。

由于个人对中医典籍理论理解的不同,很多医家结合自己临床经验提出了不同的辨证分型。如有的医家将本病辨证分型为肾气亏虚、气血亏虚、湿热下注三种证型;有的分为中气下陷、湿热下注、肺失宣肃、肾元不固四型。在治法方面有补肾升提法、气血双补法、清热利湿法、补中益气升提法、运脾化湿祛痰法、宣肺肃降法、补肾固涩法等,用药侧重肺脾肾。总之,根据医家经验辨证分型目前没有统一,这也正是中医辨证论治、治法多样的优势。笔者根据长期临床实践观察,认为多数患者病情不是某单一证型能够涵盖的,往往以某一证型为主兼见其他证型的复合证型更为常见,故结合临床实际,辨证分型论治如下:

湿热下注证:症见咳嗽或提重物时小便自溢,尿频尿急,伴口苦口干,尿黄,舌苔黄腻,脉弦滑。

治则:清热利湿,缩尿止遗

方药:八正散加减

| 车前子15克 | 瞿麦15克 | 萹蓄20克 | 滑石30克 |
| 山栀子12克 | 生甘草9克 | 大黄9克 | 车前子10克 |

腹胀痛者,酌加延胡索15克、川楝子10克行气止痛;睡眠差,多梦,

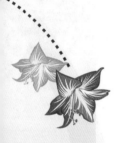

心烦者，加黄连9克、竹叶10克、生地15克清心除烦，合甘草寓意导赤散之意。

脾肾亏虚证：症见小便淋漓，点滴而出，劳累后加重，平时少气懒言，易腹泻，畏寒怕冷，腰酸膝软，舌苔薄白，脉细。

治拟：补脾益肾，固涩止遗

方药：补中益气丸合金匮肾气丸加减

党参12克	黄芪30克	白术9克	升麻6克
柴胡6克	当归9克	熟地15克	巴戟天15克
菟丝子20克	炙甘草6克	山茱萸15克	山药30克
泽泻10克	牡丹皮10克	茯苓10克	桂枝6克
熟附片6克			

腰痛甚者可加杜仲10克、川断10克；畏寒重者可加干姜6克、细辛3克增强温中之力。

肺脾两虚证：症见咳嗽气短，面色㿠白，尿意频急，时有自遗，小腹空坠，咳则加重，泄泻，舌质淡苔薄白，脉虚无力。

治则：培土生金，升提固涩

方药：参苓白术散合缩泉丸加减

党参15克	白茯苓15克	白术15克	莲子肉9克
桔梗6克	白扁豆12克	山药15克	薏苡仁30克
砂仁6克	甘草9克	桑螵蛸10克	益智仁15克
乌药10克			

咳嗽即小便者，可适当加用生麻黄6克、杏仁10克开宣肺气，此乃"提壶揭盖"之法，可加强疗效；泄泻重者，可加用补骨脂10克、煨葛根30克、煨肉豆蔻10克，增强补肾止泻之功。

■ 针刺治疗

常选用足少阴肾经、足太阳膀胱经及奇经八脉等经脉上的穴位。常用穴位主要有中极、关元、三阴交、次髎、肾俞、气海、百会、四神聪、长强等。中极属任脉穴，为膀胱之募穴，位置与膀胱邻近，能调节膀胱的功能。关元为小肠募穴，功效利尿通淋、补益固涩。三阴交是足三阴经交会之处，可以调节肝、脾、肾三经经气。次髎可调节腰骶植物神经的功能，使盆底肌肉阻力性增强，尿道阻力增加。肾俞是肾的背俞穴，与中极配合使用为"俞募配穴"，能调补肾气，使膀胱蒸腾气化功能增强。有研究认为针刺肾俞可对膀胱收缩功能产生明显的抑制效应，从而改善尿失禁。笔者认为在上述五穴基础上，根据辨证选加百会、足三里、丰隆、四神聪、长强等穴可加强疗效，亦可在上述穴位上开展电针刺激，注意刺激频率、强度，以患者感觉舒适能耐受为度。

膀胱过度活动症

膀胱过度活动症（OAB）是一种以尿急症状为特征的症候群，常伴有尿频和夜尿，可伴或不伴有急迫性尿失禁，在尿动力学上可表现为逼尿肌过度活动。中华医学会泌尿外科分会尿控学组《膀胱过度活动症临床指导原则》定义OAB是由尿频、尿急、急迫性尿失禁等组成的症候，这些症状可以单独出现，也可以任何复合形式出现。2010年我国泌尿外科年会公布的一项大规模OAB流行病学调查显示：40岁以上人群总体患病率高达11.3%。北京大学泌尿外科研究所在北京地区调查显示：50岁以上男性急迫性尿失禁的发生率为16.4%，18岁以上女性混合性尿失禁和急迫性尿失禁的发生率高达40.4%。老年女性"湿性OAB"的发生率远远高于老年男性（男性8.22%，女性19.1%）。OAB对患者的生活质量影响巨大，对患者身心造成的负担已严重影响到患者的社会交往，故越来越受到国内外学者的重视。

现代医学的常规治疗方案主要有药物疗法、行为疗法及二者的联合治疗，但由于OAB病因尚不明确，目前治疗效果并不十分满意。

中医并无"膀胱过度活动症"的病名，有医家认为膀胱过度活动症属于"淋证"范畴，病位在肾与膀胱。肾者，藏精，主水，肾气亏虚，下元不固，膀胱气化失常，故而出现尿频、尿急、淋漓不尽等表现。女性随着年龄的增长肾气日渐亏损,出现《黄帝内经》"七七,任脉虚,太冲脉衰少,天癸竭,地道不通"的表现,但并非所有女性均出现排尿方面的异常。结合OAB患者大多久病心情烦躁,情绪易波动,笔者认为本病病位除了肾与膀胱,与肝脾关系也甚为密切。脾为后天之本,气血生化之源,脾主运化水湿,主升清降浊,脾虚则水湿津液运化失常,下行为浊,故尿频淋漓;肝主疏泄,人体气机的条畅依赖肝气的疏泄,若肝气疏泄作用不及或太过,则会出现肝气不舒的状态,人的情志会表现为抑郁或者躁狂;肝失疏泄,脾运化水湿津液功能亦会受到影响,进而恶性循环,肝脾肾三脏受损,故本病的治疗除补脾肾之外,也应注重疏肝解郁的应用,甚或疏肝泻火,以达到肝气条达、脾气升清降浊有常、肾气蒸腾气化有司、膀胱开合有度的目的。结合诸多医家经验及笔者的临床心得,本病辨证论治如下:

膀胱湿热证:症见小便频急,短赤灼热,小腹胀满,口苦口黏,或口渴不欲饮,或大便不畅,苔根黄腻,舌质红,脉数。

治则:清热利湿,通利小便

方药:八正散加减

| 通草10克 | 车前子15克 | 萹蓄20克 | 瞿麦10克 |
| 山栀子10克 | 滑石30克 | 甘草9克 | 大黄10克 |

舌苔厚腻者,可加苍术10克、黄柏10克;若湿热伤阴,口干咽燥,潮热盗汗,手足心热,舌光红,可加生地15克、天麦冬各10克、地骨皮15克等,以滋肾阴退虚热;若小腹胀痛,加乌药10克、川楝子10克、延胡索15克以行气止痛。

肝郁气滞证:症见小便频急,情绪紧张加重,或通而不爽,胁腹胀满,多烦易怒或情志抑郁,舌红,苔薄黄,脉弦。

治则:疏利气机,通利小便

方药:沉香散加减

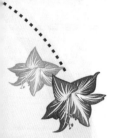

沉香6克	橘皮10克	当归15克	王不留行30克
石韦20克	冬葵子15克	滑石30克	白芍15克
甘草9克			

若肝郁气滞症状重,可合柴胡疏肝散加减,以增强疏肝理气的作用;若气郁化火而见舌红,苔薄黄者,酌加牡丹皮10克、山栀子12克、龙胆草9克等以清肝泻火。

脾虚气陷证:症见尿急尿频,日久不愈,小腹坠胀,面色不华,神疲乏力,劳倦后则加重,舌淡,脉虚。

治则:健脾益气,升清固涩

方药:补中益气汤加减

党参15克	黄芪30克	白术9克	升麻6克
柴胡6克	当归9克	炙甘草6克	远志12克
熟地15克	巴戟天15克	益智仁15克	乌药10克
山药30克			

若脾虚及肾见畏寒肢冷、便溏者,可加附子10克、炮姜6克,酌加五味子10克、桑螵蛸10克、煅牡蛎30克、煅龙骨30克等固涩之品加强疗效。

肾元亏虚证:症见尿急尿频,迁延日久,精神萎靡,消瘦无力,腰酸膝软,头晕耳鸣。偏于阴虚者,见烦热,口干,尿黄短赤,舌质红,脉细数;偏于阳虚者,面白不华,形寒肢冷,尿白清长,舌质淡白,脉沉细。

治则:偏肾阴虚者,宜滋阴益肾;偏肾阳虚者,宜温肾固涩。

方药:

偏肾阴虚者,知柏地黄丸合二至丸加减

| 熟地24克 | 山茱萸15克 | 山药30克 | 泽泻10克 |
| 牡丹皮10克 | 茯苓10克 | 黄柏10克 | 知母10克 |

龟板15克　　女贞子15克　　旱莲草15克

偏肾阳虚者,用右归丸合缩泉丸加减

熟地24克	山药30克	山茱萸15克	枸杞子9克
菟丝子12克	鹿角胶12克	杜仲12克	肉桂6克
当归9克	制附子10克	黄芪15克	炙甘草9克
乌药10克	益智仁10克		

若排尿无力,尿线细者加路路通15克、琥珀3克、三七6克、皂角刺10克、水蛭6克;若小腹不适牵及睾丸者可加乌药10克、川楝子10克、橘核10克、荔枝核15克软坚散结;伴勃起功能障碍者加党参12克、黄芪15克、鹿角霜30克、阳起石15克;伴早泄者加桑螵蛸10克、五味子10克。

针刺治疗

可参考压力性尿失禁。

性功能障碍

正常的性功能是人生中生活质量必要且重要的组成部分，对维系婚姻家庭的稳固起到重要作用。现代社会生活节奏加快，职场压力增加，随着年龄的增加，各种疾病的困扰、各种药物的使用及社会的开放程度等种种因素都对人们的性功能、性生活产生着深刻的影响。近年来因性功能障碍影响家庭和谐导致家庭破裂的比例逐年上升，已成为一种较为普遍的疾病，受到男性、女性以及整个社会的重视。

男性性功能障碍主要包括性欲异常、阴茎勃起异常、射精功能障碍等；女性性功能障碍是指女性性反应周期中一个或几个环节（性欲、性唤起、性高潮）发生异常而影响性生活正常进行，导致显著的个人痛苦，并对女性健康和生活质量产生负面影响。目前现代医学对性功能障碍的治疗主要有心理疏导、药物治疗、生物电反馈等方法，但疗效并不十分满意，并且存在因药物不良反应而导致患者抵触治疗的现象。

中医药作为我国传统医学，虽无"性功能障碍"的病名，但有与本病临床症状相似的记载和论述。《灵枢·邪气脏腑病形》称"阳痿"为"阴痿"，《灵枢·经筋》称"阳痿"为"阴器不用"，《素问·痿论》曰"所愿不得，意淫于外……宗筋弛纵……"，称为"宗筋弛纵""筋痿"，亦有"治痿独取阳明"之论。宋代《太平惠民和剂局方》称为"阳事不举"，明代

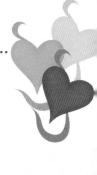

《景岳全书》云"阴痿者，阳不举也"。女性性功能障碍其相应的临床表现散在记载于古代中医文献中，如"阴冷""阴寒""玉门冷""阴宽""玉门大""阴宽冷""阴枯""嫁痛""缩阴症""失合症"等。"阴宽""玉门大""阴宽冷"等表示妇女的阴道较为宽松，在性交中无法感知快感。传统中医理论将其归入到气虚下陷、肾阳不足等导致的症状。"嫁痛"出自《千金要方》，有关古籍中也被称作是"阴肿痛"或是"吊阴痛"，顾名思义，其表示性交痛的各种症状。在中医传统理论中"缩阴症"认为是寒凝肝脉的表现，可能与高潮时阴道肌肉收缩有关。

中医传统理论认为本病的发生与肝、肾、脾关系最为密切。肝主疏泄，主筋，《灵枢·经脉》曰"肝足厥阴之脉，起于大指丛毛之际……循股阴，入毛中，环阴器，抵小腹……"，可见足厥阴肝经循行路线所过之处正是生殖器所在部位。肝主疏泄，人体气机的条畅依赖肝气的疏泄，若肝气疏泄作用不及或者太过，会出现肝气不舒的状态，人的情志会表现为抑郁或者躁狂，进而影响生殖功能，出现性欲低下或长期亢奋，同时长期所愿不遂，亦可出现肝郁气滞，情志抑郁，郁久化火，炼津为痰，痰阻气机，痰瘀互结，宗筋失养，痿而不用，性功能障碍；脾为后天之本，为气机升降之枢，气血生化之源，气血足，则筋有所养，功能正常有度，否则筋脉失养，痿之不用，男子可致阳痿、不射精等症，女子则交媾困难。脾之运化水谷精微的功能依赖于肝之疏泄功能，若肝失疏泄则影响脾胃运化生成气血的功能，进而影响宗筋功能；另一方面，脾主运化水湿，脾虚则痰湿内生，阻滞气机，影响气血运行，痰瘀互结，导致性功能障碍，出现性欲低下、举而不坚、行房疼痛、润滑不足等表现。肾藏精，主生殖，为先天之本，开窍于前后二阴，肾中精气充盛与否是本病发生的关键；脾为后天之本，脾肾功能息息相关。正如明代张景岳所说"水谷之海，本赖先天为之主，而精血之海，又必赖后天为之资"。

综上所述，男女性功能障碍与肝脾肾关系密切，故治疗重在调肝以使气机通畅，补肾以使肾气充盛，健脾胃以补气血之源，绝生痰之源。笔者常辨证分型如下：

肝气郁结证:症见忧愁恼怒,悲观失望,睡眠不实,思虑妄想,胸膈痞闷,暖气等。男子见阳痿不举,或举而不坚,或早泄;女子见无性欲或性欲低下,阴道润滑差,性交恐惧或疼痛。舌苔薄白,脉弦。

治则:疏肝解郁,调和气血

方药:逍遥散合柴胡疏肝散加减

甘草4.5克	当归9克	茯苓9克	芍药9克
白术9克	柴胡9克	薄荷3克	川芎10克
枳实10克	仙灵脾15克	仙茅10克	巴戟天15克

气血不足证:症见面色萎黄,心悸失眠,腹胀便溏,健忘眩晕,神倦乏力。男子见性欲减退,阳痿不举或举而不坚;女子见性冷淡,阴道润滑差。舌淡苔薄,脉虚弱。

治则:健运脾胃,益气养血

方药:归脾汤加减

人参6克	黄芪12克	白术9克	当归9克
茯神9克	龙眼肉12克	酸枣仁12克	木香6克
炙甘草3克	远志6克	熟地15克	巴戟天15克
鸡血藤30克	仙茅10克		

脾肾阳虚证:症见腰膝酸软,面色㿠白,畏寒怕冷,神疲嗜睡,少气懒言,性欲低下,面浮肢肿,泄泻,小便不利。男子见早泄,勃起不坚,甚则阳痿;女子见性欲淡漠。舌质淡胖苔薄白,脉濡或沉迟无力。

治则:温补脾肾,填精益髓

方药:右归丸合补中益气汤加减

熟地24克	山药30克	山茱萸15克	枸杞子9克

菟丝子12克	鹿角胶12克	杜仲12克	肉桂6克
当归9克	制附子6克	黄芪18克	炙甘草9克
人参6克	橘皮6克	巴戟天15克	白术9克
仙灵脾15克			

肝肾阴虚证:症见头晕目眩,耳鸣健忘,失眠多梦,咽干口燥,腰膝酸软,胁痛,五心烦热,颧红盗汗。男子遗精或阳强,举而不倒;女子嗜欲无度,不易满足。舌红少苔,脉细数。

治则:补益肝肾,滋阴降火

方药:知柏地黄丸合大补阴丸加减

熟地24克	山茱萸15克	山药30克	泽泻9克
牡丹皮9克	茯苓9克	龟板18克	黄柏12克
知母12克	女贞子15克	旱莲草15克	

■ 针灸治疗

所选穴位主要以任督二脉、足厥阴肝经、足太阴脾经、足少阴肾经为主,根据辨证随证加减。常用穴位如肾俞、气海、阴陵泉、足三里、八髎、百会、曲骨、中极、三阴交、膈俞、命门等。在针灸过程中,医者应注重针刺手法以及针感的传导,电针以疏密波刺激30分钟,强度以患者可耐受为度,使局部有酸胀感。

 # 盆底疾病常用保健穴位

■ 合谷

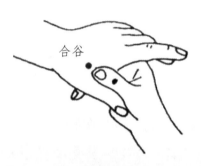

合谷

图 4-1

【定位】在手背，第1、2掌骨间，当第2掌骨桡侧的中点处。简便取穴方法：以一手的拇指指间关节横纹放在另一手拇、食指之间的指蹼缘上，当拇指尖下即是该穴。

【主治】头痛、牙痛、目赤肿痛、鼻衄、口眼歪斜等头面部诸疾；发热恶寒等外感病证，热病无汗或多汗；经闭、滞产痛经等。本穴有解热、止痛功效。

【操作】以点按局部酸胀疼痛为度，15分钟。可针刺。

■ 足三里

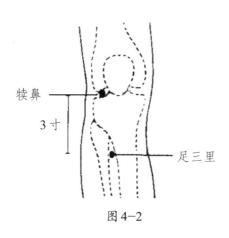

图 4-2

【定位】犊鼻穴下3寸,胫骨前嵴外1横指处。

【主治】胃痛、呕吐、噎膈、腹胀、泄泻、便秘、痢疾等消化系病证;下肢痿痹;癫狂等心神病;乳痈、肠痈等外科疾患;虚劳。为强壮保健要穴,有补气血、强脾胃的功效。

【操作】局部点按,以酸胀疼痛为度,15分钟。可针刺,可灸。

■ 阴陵泉

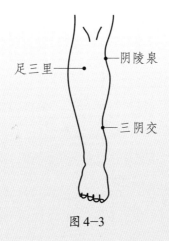

图 4-3

【定位】胫骨内侧髁下方凹陷处。

【主治】腹胀、腹泻、水肿、黄疸、小便不利、遗尿、尿失禁、阴部痛、痛经、遗精、膝痛。

【操作】局部点按,以酸麻胀疼为度,15分钟。可针刺,可灸。

■ 地机

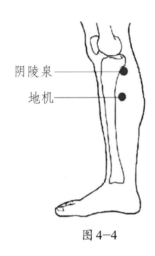

图 4-4

【定位】在内踝尖与阴陵泉的连线上,阴陵泉下3寸。

【主治】痛经、崩漏、月经不调;腹痛、腹泻;小便不利、水肿等。

【操作】局部点按,以酸麻胀疼为度,15分钟。可针刺,可灸。

■ 三阴交

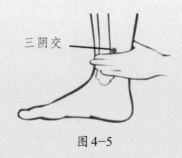

图 4-5

【定位】内踝尖上3寸,胫骨内侧面后缘。

【主治】肠鸣、腹胀、腹泻；月经不调、痛经、带下、难产、阴挺、不孕、遗精、阳痿、遗尿、水肿、失眠、多梦、眩晕；下肢痿痹及阴虚诸证。

【操作】局部点按,以酸麻沉胀为度,15分钟。可针刺,可灸。

■ 膈俞

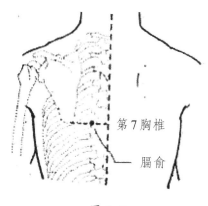

第7胸椎

膈俞

图4-6

【定位】第7胸椎棘突下,旁开1.5寸。

【主治】呕吐、呃逆、气喘等气逆之证；贫血、瘾疹、皮肤瘙痒、潮热、盗汗等诸疾。

【操作】局部点按,以酸麻胀疼为度,15分钟。可针刺,可灸。

■ 三焦俞

【定位】第1腰椎棘突下,旁开1.5寸。

【主治】肠鸣、腹胀、腹泻、水肿等病证；小便不利、水肿等三焦气化失司病证；亦主腰背强痛。

【操作】局部点按,以酸麻胀疼为度,15分钟。可针刺,可灸。

■ 肾俞

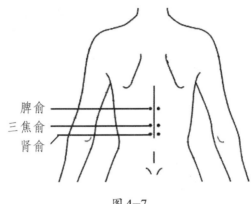

脾俞
三焦俞
肾俞

图4-7

【定位】第2腰椎棘突下,旁开1.5寸。

【主治】头晕、耳鸣、耳聋、腰酸痛、遗尿、遗精、阳痿、早泄、不育等疾患;月经不调、带下、不孕等妇科病证。

【操作】局部点按,以酸麻沉胀为度,15分钟。可针刺,可灸。

■ 膀胱俞

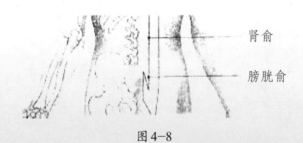

肾俞

膀胱俞

图4-8

【定位】第2骶椎棘突下旁开1.5寸,约平第2骶后孔。

【主治】小便不利、遗尿等膀胱气化失调病证;亦主腰骶痛、腹痛、泄泻、便秘等病证。

【操作】局部点按,以酸麻沉胀为度,15分钟。可针刺,可灸。

■ 次髎

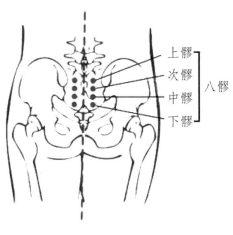

图 4-9

【定位】第2骶后孔中,约当髂后上棘与后正中线之间。

【主治】月经不调、带下、痛经等妇科疾患;亦主小便不利、遗精、阳痿、疝气、腰骶痛、下肢痿痹等病证。

【操作】局部点按,以酸麻沉胀为度,15分钟。可针刺,可灸。

■ 太冲

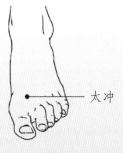

图 4-10

【定位】足背,第1、2跖骨结合部之前凹陷中。

【主治】癫狂痫、小儿惊风、中风、口眼歪斜、头痛、眩晕、耳鸣、目赤肿

痛、咽痛等肝经病证；痛经、闭经、崩漏、带下、月经不调等妇科病证；胁痛、黄疸、呕逆、腹胀等肝胃诸疾；遗尿、癃闭等泌尿疾患；亦主下肢痿痹、足跗肿痛。

【操作】局部点按，以酸麻沉胀为度，15分钟。可针刺，可灸。

■ 蠡沟

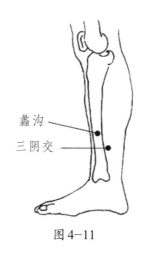

图4-11

【定位】内踝尖上5寸，胫骨内侧面的中央。

【主治】赤白带下、阴挺、月经不调、睾丸肿痛、疝气、小便不利、遗尿等前后二阴疾患；亦主足胫疼痛。

【操作】局部点按，以酸麻沉胀为度，15分钟。可针刺，可灸。

■ 长强

【定位】跪伏或胸膝位，当尾骨尖端与肛门连线的中点处。

【主治】痔疮、脱肛、腹泻、痢疾、便血、便秘等疾患；癫狂痫诸疾；亦主腰脊和尾骶部疼痛。

【操作】局部点按，以酸麻沉胀为度，15分钟。可针刺。

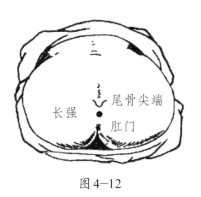

图 4-12

■ 命门

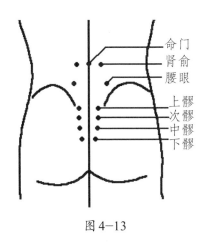

图 4-13

【定位】后正中线上,第2腰椎棘突下凹陷中。

【主治】月经不调、痛经、经闭、不孕、赤白带下等妇科病证;阳痿、遗精、精冷不育、小腹冷痛、小便频数等男科肾阳不足病证;亦主腰脊强痛、下肢痿痹、腹泻。

【操作】局部点按,以酸麻沉胀为度,15分钟。可针刺,可灸。

■ 百会

【定位】后发际正中直上7寸,或当头部正中线与两耳尖连线的交

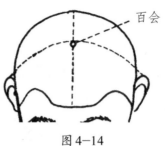

图 4-14

点处。

【主治】中风、失语、失眠、健忘、痴呆、癫狂痫、癔病等神志病证；头风、头痛、眩晕、耳鸣等头面诸疾；脱肛、直肠下垂、阴挺、胃下垂等中气下陷诸病证。

【操作】局部点按，以酸麻沉胀为度，15分钟。可针刺，可灸。

■ 中极

【定位】前正中线上，脐下4寸。

【主治】月经不调、崩漏、阴痒、阴挺、不孕、产后恶露不尽、带下等妇科疾患；遗精、阳痿、不育等男科疾患；遗尿、小便不利、癃闭等泌尿系疾患。

【操作】局部点按，以酸麻沉胀为度，15分钟。可灸，针刺不宜过深。

■ 关元

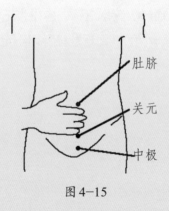

图 4-15

【定位】前正中线上,脐下3寸。

【主治】虚劳冷惫、羸瘦无力、中风脱证等虚损病证;少腹疼痛、疝气、腹泻、痢疾、脱肛、便血、尿血、五淋、尿闭、尿频、遗精、早泄、阳痿、白浊、月经不调、闭经、痛经、崩漏、带下、阴挺、恶露不尽、胎盘不下等诸疾。

【操作】以灸为主。

■ 神阙

【定位】脐窝中央。

【主治】虚脱、中风脱证等阳气暴脱病证;腹痛、腹胀、腹泻、痢疾、便秘、脱肛、水肿、小便不利等诸疾。

【操作】可灸,不可针刺。

■ 气海

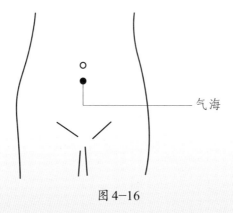

气海

图4-16

【定位】前正中线上,脐下1.5寸。

【主治】虚脱、形体羸瘦、脏气亏损、乏力等虚劳疾患;绕脐疼痛、水谷不化、腹泻、痢疾、便秘、小便不利、遗尿、遗精、阳痿、疝气、月经不调、痛经、闭经、崩漏、带下、阴挺、恶露不尽、胎盘不下等诸疾。

【操作】局部点按,以酸麻沉胀为度,15分钟。可针刺,可灸。

■ 四神聪

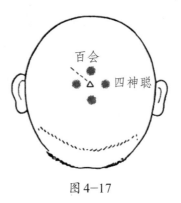

图 4-17

【定位】在头顶部,当百会前后左右各1寸,共4穴。

【主治】中风、头痛、眩晕、失眠、癫痫、狂乱、目疾等诸疾。

【操作】局部点按,以酸麻沉胀为度,15分钟。可针刺,可灸。

■ 子宫

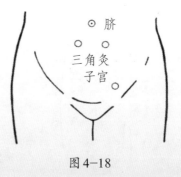

图 4-18

【定位】在下腹部,当脐中下4寸,前正中线旁开3寸。

【主治】月经失调、痛经、崩漏、子宫脱垂、不孕等诸疾。

【操作】局部点按,以酸麻沉胀为度,15分钟。可针刺,可灸。

赟式盆底
优化训练疗法
进阶版（女性）

....

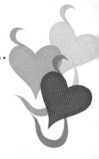

盆底功能障碍，如尿失禁、膀胱过度活动症、盆底器官脱垂、性功能障碍等是临床常见且困扰大众的泌尿生殖系统良性疾病之一，作为不致命的"癌"，它严重影响着大众的生活质量。盆底功能障碍可降低男女性性欲、性满意度等，导致性功能障碍，从而引起心情沮丧和焦虑，使越来越多的患者深受其害。随着医学的进步，在保证疗效情况下的无创治疗成为医学发展的新趋势。

盆底功能障碍的一线治疗方法为行为治疗。其中，盆底肌训练是除了改善生活方式外的重要而有效的无创治疗方法。传统盆底肌训练因其枯燥、单调，难以让患者坚持治疗。所以，应用一种安全有效、低失访率且耐受性良好的新型胯部盆底功能重建训练，已成为我们专业探索的新方向。本研究凭借人员储备优势与特长，将专业、科学的盆底肌训练融入舞蹈及健身操中。

本方法系基于具有完全自主知识产权（沪作−2016−A−00627419）的龔式盆底优化训练疗法基础上进行优化及补充，目前已成熟应用于临床。

龔式盆底优化训练疗法为新型胯部盆底功能重建训练，可唤醒女性深浅肌层收缩的本体感觉，增加阴道壁的压力和阴道的血流，在改善尿失禁、膀胱过度活动症等基础上提升性功能指数，增强幸福感。另外，通过对性活动时所需要用到的骨骼肌进行针对性训练，可以提升以下肌群的肌力及控制力：

1. 盆底肌群：耻骨尾骨肌、耻骨阴道肌、耻骨直肠肌、髂骨尾骨肌、尾骨肌、球海绵体肌、坐骨海绵体肌、会阴浅横肌。

2. 脊柱伸肌（竖脊肌：棘肌、最长肌、髂肋肌、半棘肌、深层脊柱周围肌肉）、髂腰肌（腰大肌、腰小肌、髂肌）、腰方肌、腹肌（腹直肌、腹外斜肌、

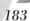

腹内斜肌、腹横肌)、大腿内收肌(耻骨肌、长收肌、短收肌、大收肌、股薄肌)、大腿前外侧肌群(股四头肌、缝匠肌和阔筋膜张肌)、大腿后肌群(股二头肌、半腱肌和半膜肌)、臀肌(臀大肌、臀小肌)以及深部外旋肌群(上孖肌、下孖肌、闭孔内肌、闭孔外肌、梨状肌、股方肌)。

通过不断鼓励、指导加强行为治疗,增进医患沟通,全方位改变患者错误的认知,可进一步增强疗效。现代科学研究也证实,临床医学与艺术融合的优化治疗在医学领域有广阔的应用研究空间。

作用: 控制排尿、排便;改善性功能;增强盆腔血液循环,改善盆底肌的运动功能,提高盆底肌力及阴道弹性;塑形,促进肌肉代谢能力进而使肌肉恢复到正常的动力学范围,协调局部肌肉与器官的功能状态;抑制膀胱的不自主收缩,减少尿失禁的发生,降低尿道阻力,增加排尿通畅程度;同时可加强下腹、会阴、胯部柔韧度,使患者逐渐欣赏自我,提升自信心及吸引力。

适应证: 轻、中度压力性尿失禁;膀胱过度活动症;产后盆底康复;性功能障碍;泌尿、妇产、肛肠手术术后康复。

正确找到盆底肌群位置: 腹部、臀部、大腿不用力,将阴道、肛门向肚脐方向上提收紧,保持。若在排尿过程中,将阴道、肛门向肚脐方向上提收紧(紧)能够使排尿停止,将阴道、肛门放松(松)能够继续排尿,即找到正确盆底肌群。以下各式中简称为"紧""松"。图片及视频中可见红色部分为躯干骨骼肌发力的定位。

准备姿态: 自然站立,脖向上伸展,下颌微抬,双目前视,双肩下沉,挺胸、收腹、收胯,双脚并拢,双膝伸直。

■ 第一式:慢肌训练(1)擎天式

预备:自然站立。

1×8拍:吸气,双臂伸直经体侧划半圆至头顶合掌,保持(紧)。

2×8拍:吐气,双臂伸直由头上方滑半圆至体侧(松)。

作用：配合腹式呼吸运动，调节自主神经系统功能，改善及稳定情绪，调节分泌功能，提升性敏感度。

（1）动作路线图

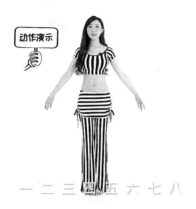

一 二 三 四 五 六 七 八

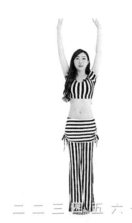

二 二 三 四 五 六 七 八

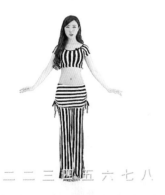

二 二 三 四 五 六 七 八

（2）肌肉运动详解图

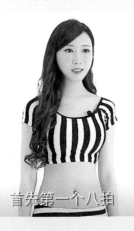

首先第一个八拍

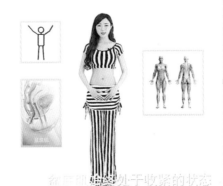

盆底肌始终处于收紧的状态

185

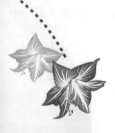

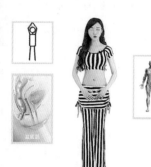

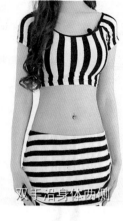

此时配合的是一个吸气的动作

双手沿身体两侧

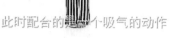

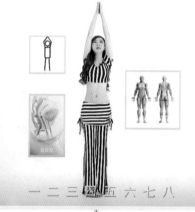

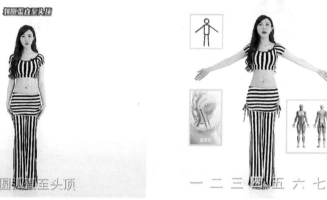

划圆弧直至头顶

一 二 三 四 五 六 七 八

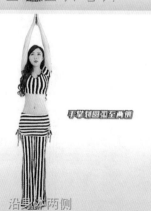

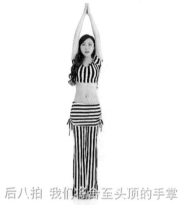

一 二 三 四 五 六 七 八

后八拍 我们抬着至头顶的手掌

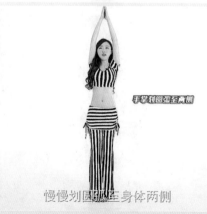

沿身体两侧

慢慢划圆弧至身体两侧

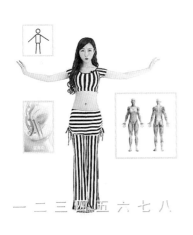
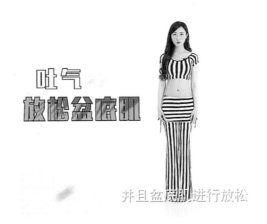

吐气
放松盆底肌

并且盆底肌进行放松

一 二 三 四 五 六 七 八

第二式：慢肌训练（2）展翅式

预备：双脚分开与肩同宽，自然站立，膝盖稍弯曲，双肩下沉，挺胸、收腹，双手微微打开。

1×8拍：胯部由中间向前上方提起至极限，腹部收紧，臀部夹紧（紧）。

2×8拍：

1—4：双手在体前合掌，胯部回至中间（慢慢放松）；

5—8：胯部由中间向后上方放松至极限，腹部放松，腰部肌肉收紧，臀部放松（松）。

作用：压力性尿失禁、膀胱过度活动症、盆底器官脱垂、慢性盆腔疼痛综合征等症状的改善及产后盆底功能的恢复；有助于马甲线、腰臀线和臀腿线曲线的塑形。

（1）动作路线图

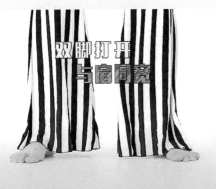

双脚打开与肩同宽

双脚打开与肩同宽

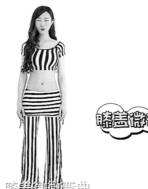
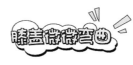

膝盖微微弯曲

膝盖微微弯曲

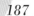

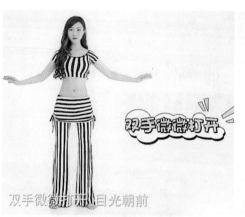

双手微微打开 目光朝前

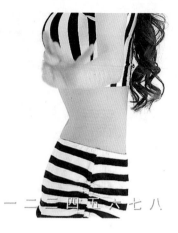

一 二 三 四 五 六 七 八

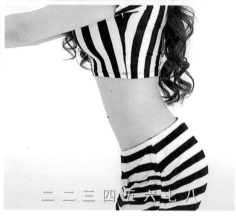

二 二 三 四 五 六 七 八

（2）肌肉运动详解图

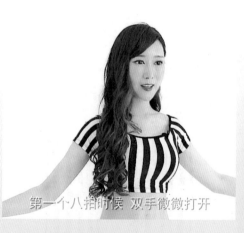

第一个八拍时候 双手微微打开

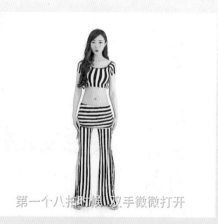

第一个八拍时候 双手微微打开

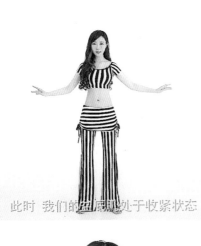

此时 我们的盆底肌处于收紧状态

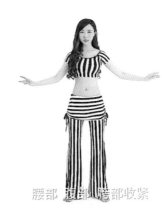

腰部 腹部 胯部收紧

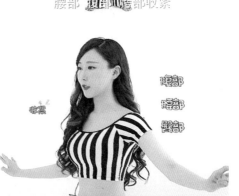

将胯部推至前方最远侧

腹部 腰部 臀部收紧 盆底肌收紧

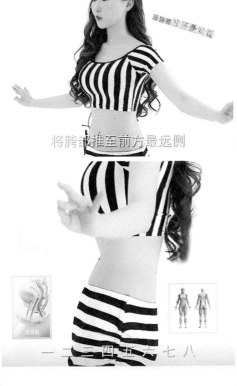

一 二 三 四 五 六 七 八

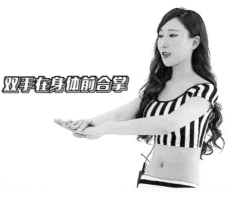

双手在身体前合掌

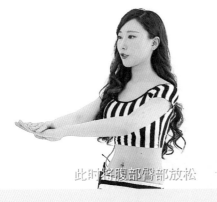

此时将腹部臀部放松

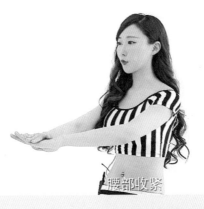

腰部收紧

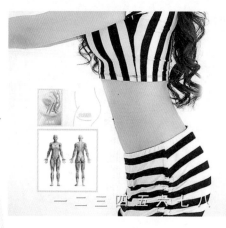

一二三四五六七八

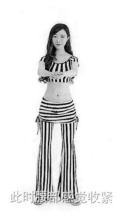

此时腰部感觉收紧

■ 第三式：慢肌训练（3）蹲步式

预备：双脚分开约两倍肩宽，半蹲。

1×8拍：胯部由中间向前上方提起至极限，腹部收紧，臀部夹紧，大腿前侧紧绷（紧）。

2×8拍：

1-4：胯部慢慢滑落至半蹲中间位（慢慢放松）；

5-8：胯部由中间推至后上方放松至极限，腹部放松，臀部放松，腰部肌肉紧张（松）。

作用：压力性尿失禁、膀胱过度活动症、盆底器官脱垂、慢性盆腔疼痛综合征等症状的改善及产后盆底功能的恢复；有助于马甲线、腰臀线和臀腿线曲线的塑形。

（1）动作路线图

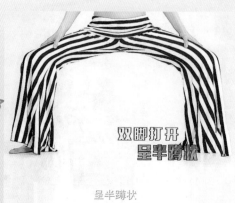

双脚打开
呈半蹲状

呈半蹲状

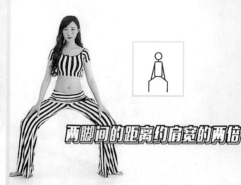

两脚间的距离约肩宽的两倍

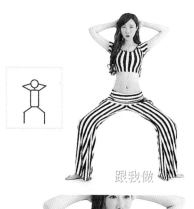

跟我做

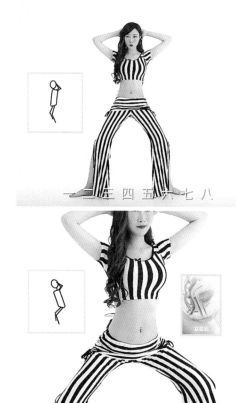

一二三四五六七八

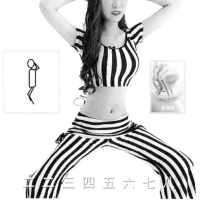

一二三四五六七八

盆底肌

盆底肌

（2）肌肉运动详解图

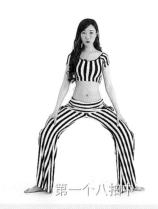

第一个八招中

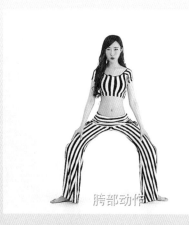

胯部动作

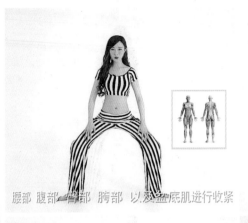

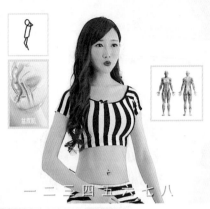

腰部 腹部 臀部 胯部 以及盆底肌进行收紧　　　　一 二 三 四 五 六 七 八

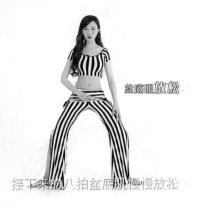

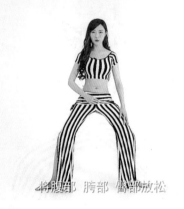

盆底肌放松

接下来的八拍盆底肌慢慢放松　　　　将腹部 胯部 臀部放松

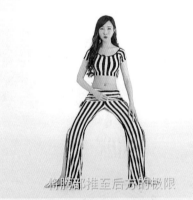

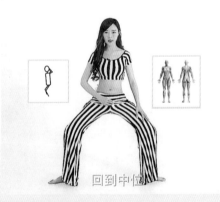

将胯部推至后方的极限　　　　回到中位

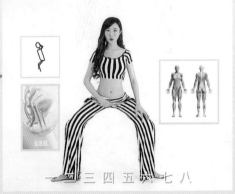

一 二 三 四 五 六 七 八

■ 第四式：慢肌训练（4）摇摆式

预备：双手放在头部后侧，双肘向外打开，膝盖稍弯曲，两膝靠拢。

1×8拍：双腿直立，右膝前曲，左膝伸直，左胯上提（紧）。

2×8拍：右膝向后拍打至直立，左膝前曲，右膝伸直，右胯上提（松）。

作用：压力性尿失禁、膀胱过度活动症、盆底器官脱垂、慢性盆腔疼痛综合征等症状的改善及产后盆底功能的恢复；对腰、腹、胯、臀部进行塑形，帮助告别"妈妈臀"。

（1）动作路线图

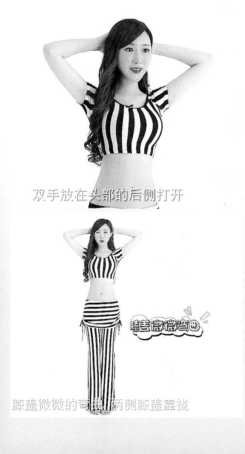

双手放在头部的后侧打开

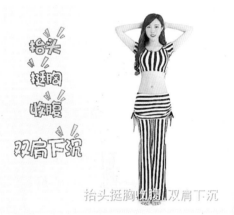

抬头 挺胸 收腹 双肩下沉

抬头挺胸收腹双肩下沉

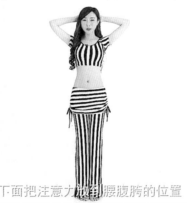

膝盖微微的弯曲 两侧膝盖靠拢

下面把注意力放到腰腹胯的位置

193

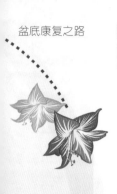

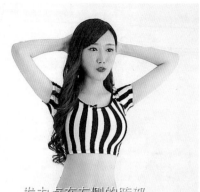

发力点在左侧的胯部

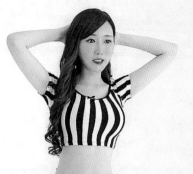

向上提至极限

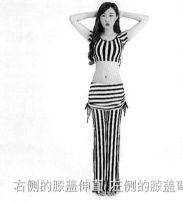

右侧的膝盖伸直，左侧的膝盖弯曲

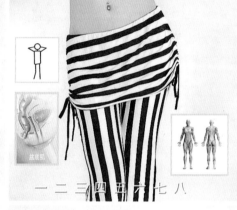

一 二 三 四 五 六 七 八

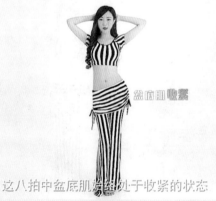

盆底肌收紧

这八拍中盆底肌始终处于收紧的状态

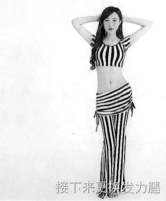

接下来更换发力腿

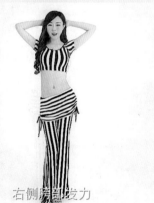

右侧胯部发力

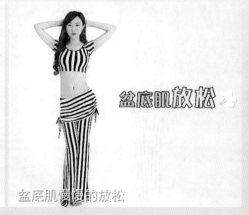

盆底肌放松

盆底肌慢慢的放松

194

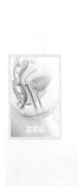

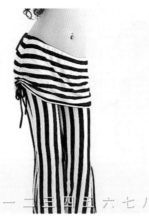

一 二 三 四 五 六 七 八

（2）肌肉运动详解图

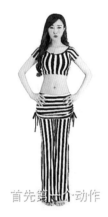

首先第一个动作

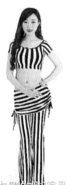

注意一下：您的左侧的脚跟是不是离地了呢

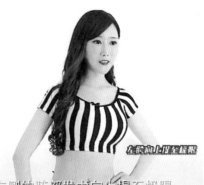

左侧向上提至极限

左侧的胯部发力向上提至极限

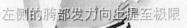

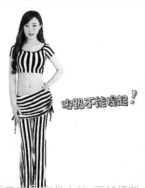

脚跟不能提起！

此时左侧的脚跟应该是在地上的 不能提起

195

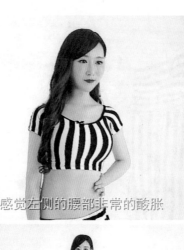

您会感觉左侧的腰部非常的酸胀

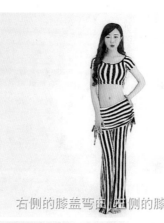

右侧的膝盖弯曲，左侧的膝盖伸直

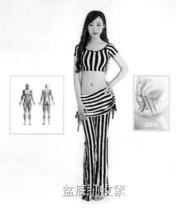

盆底肌收紧

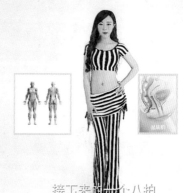

接下来的四个八拍

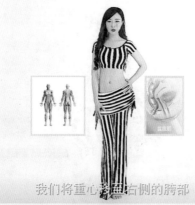

我们将重心移至右侧的胯部

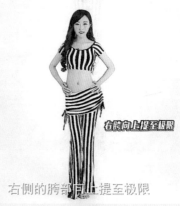

右侧的胯部向上提至极限

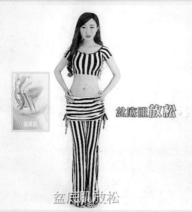

盆底肌放松

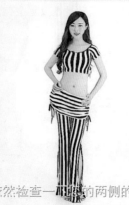

依然检查一下来的两侧的脚跟

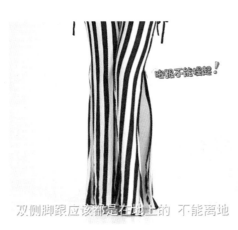

双侧脚跟应该都是在地上的 不能离地

第五式：慢肌训练（5）冥想式

预备：双手扶住胯部，身体直立。

1×8拍：胯部向正右方平推至极限（紧）。

2×8拍：胯部向正左方平推至极限（松）。

作用：压力性尿失禁、膀胱过度活动症、盆底器官脱垂、慢性盆腔疼痛综合征等症状的改善及产后盆底功能的恢复；对腰部曲线进行塑形，并提高腰胯部的灵活度和柔韧性。

肌肉运动详解图

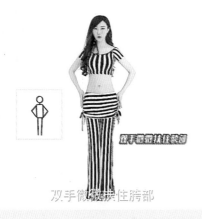

双手微微扶住胯部

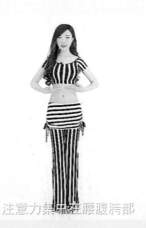

注意力集中在腰腹胯部

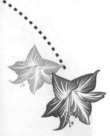

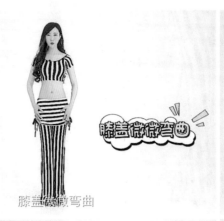

膝盖微微弯曲

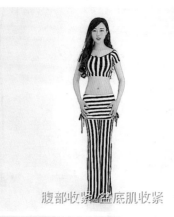

腹部收紧·盆底肌收紧

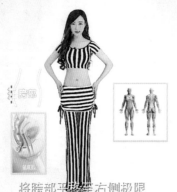

将胯部平移至右侧极限

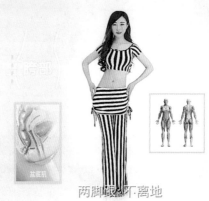

两脚跟不离地

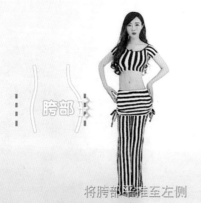

将胯部平推至左侧

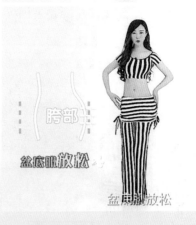

盆底肌放松

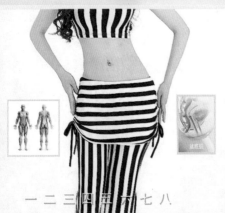

一 二 三 四 五 六 七 八

■ 第六式：慢肌训练（6）芭蕾式

预备：准备姿势，双手在头上方交叉。

1×8拍：

1-2：双腿伸直，重心在左脚，同时，右脚跟离地，右胯上提至极限（紧）；

3-4：将右胯向正右平推至极限（紧）；

5-6：将右胯向正下方落下（紧）；

7-8：准备姿势（紧）。

2×8拍：

1-2 双腿伸直，重心在右脚，同时，左脚跟离地，左胯上提至极限（松）；

3-4 将左胯向正左平推至极限（松）；

5-6 将左胯向正下方落下（松）；

7-8 准备姿势（松）。

作用：压力性尿失禁、膀胱过度活动症、盆底器官脱垂、慢性盆腔疼痛综合征等症状的改善及产后盆底功能的恢复；对腰、腹、胯、臀部进行塑形，提高腰胯部的灵活度。

（1）动作路线图

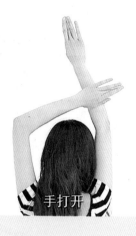

手打开

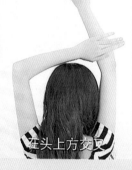

在头上方交叉

在头上方交叉

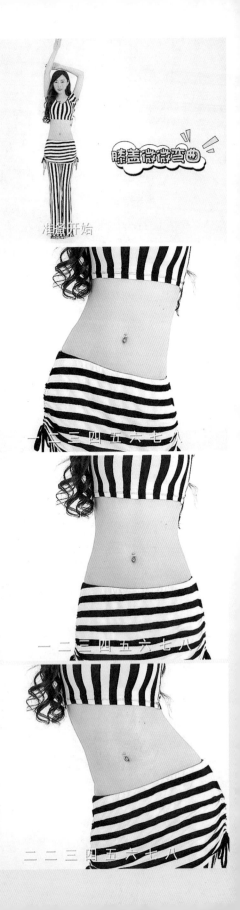

胯部

注意力集中在我的胯部

膝盖微微弯曲

泊摆开始

一二三四五六七八

一二三四五六七

一二三四五六七八

一二三四五六七八

二二三四五六七八

二二三四五六七八

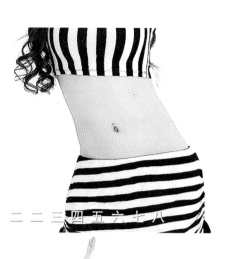
二 二 三 四 五 六 七 八

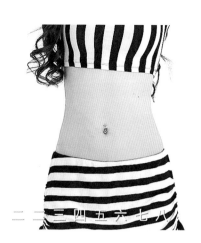
二 二 三 四 五 六 七 八

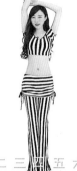
四 二 三 四 五 六 还原

（2）肌肉运动详解图

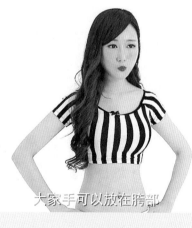
大家手可以放在胯部

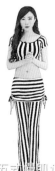

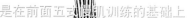
是在前面五式慢肌训练的基础上

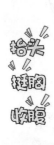

抬头
挺胸
收腹

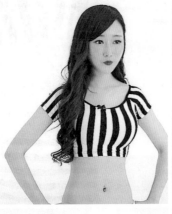

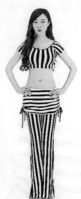

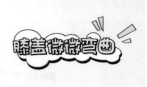

膝盖微微弯曲

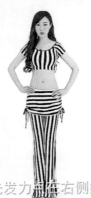

首先发力点在右侧的胯部

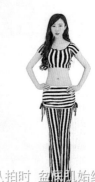

第一个八拍时 盆底肌始终处于收紧状态

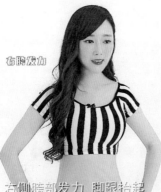

右胯发力

右侧胯部发力 脚跟抬起

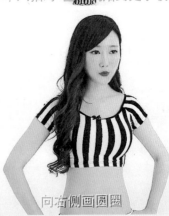

向右侧画圆圈

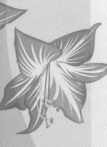

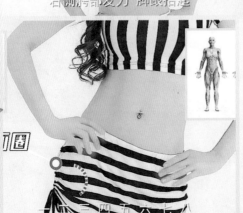

圈

一二三四五六七八

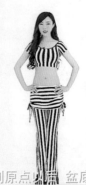

盆底肌

回到原点以后 盆底肌放松

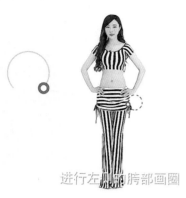

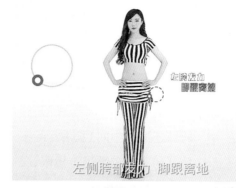

左胯发力
脚跟离地

进行左侧胯部画圈　　　　　　左侧胯部发力　脚跟离地

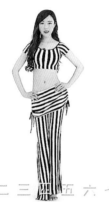

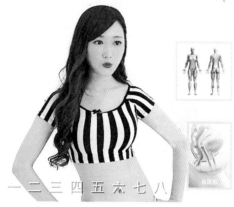

一二三四五六七八　　　一二三四五六七八

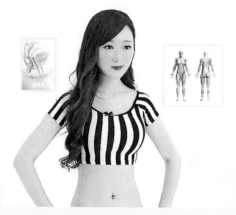

■ 第七式：快肌训练（1）孔雀式

预备：准备姿势。

1×8拍：

1－：胯部向正前方推至极限,臀部夹紧(紧);

2－：胯部还原至中间(松);

3－：胯部向右上方平提至极限,臀部放松(紧);

4－：胯部还原至中间(松);

5－：胯部向正后方平推至极限,腹部收紧,臀部放松(紧);

6－：胯部还原至中间(松);

7－：胯部向左上方平提至极限,臀部放松(紧);

8－：胯部还原至中间(松)。

作用：压力性尿失禁、膀胱过度活动症、盆底器官脱垂、慢性盆腔疼痛综合征等症状的改善及产后盆底功能的恢复;有利于腰部曲线塑形,提高腰胯部的灵活度及力量。

(1)动作路线图

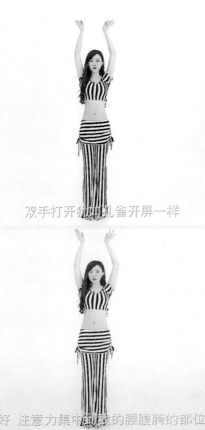

双手打开犹如孔雀开屏一样

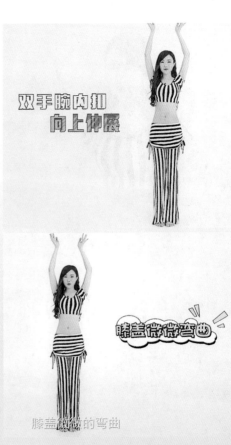

双手腕内扣向上伸展

膝盖微微弯曲

好 注意力集中到载的腰腹胯的部位

膝盖微微的弯曲

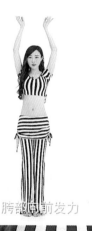

胯部向前发力

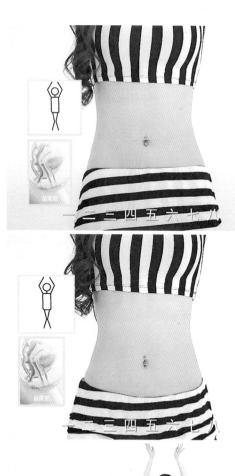

一二三四五六七八

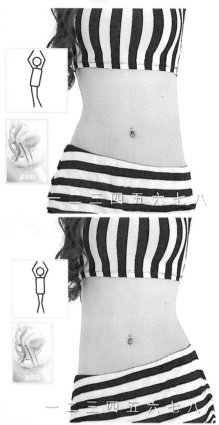

一二三四五六七八

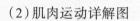

一二三四五六七八

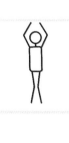

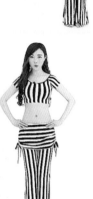

一二三四五六七八

（2）肌肉运动详解图

手放在胯部

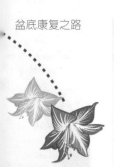

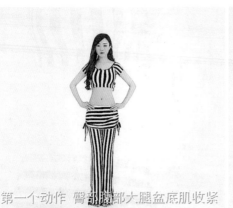

第一个动作 臀部腹部大腿盆底肌收紧

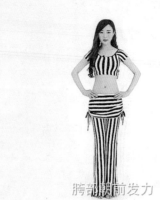

胯部朝前发力

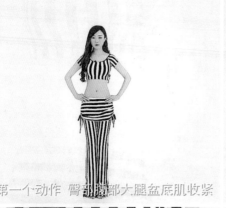

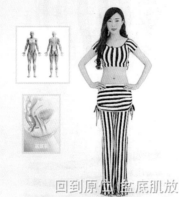

回到原位 盆底肌放松

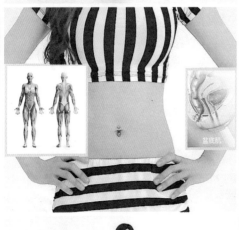

发力点为右侧胯部 盆底肌收紧

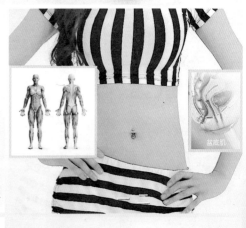

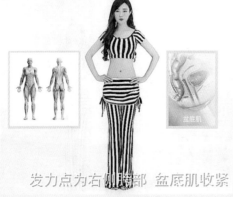

回到原点 盆底肌放松

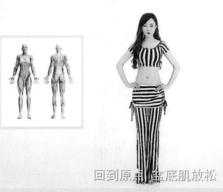

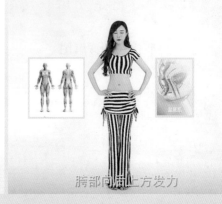

胯部向后上方发力

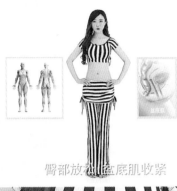

臀部放松 盆底肌收紧

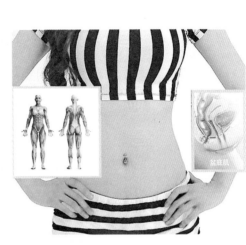

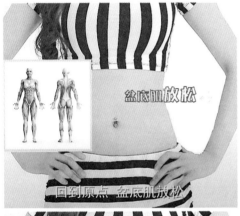

回到原点 盆底肌放松

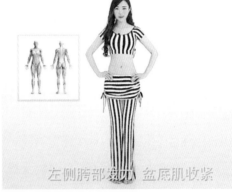

左侧胯部发力 盆底肌收紧

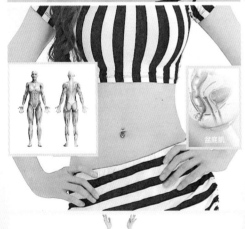

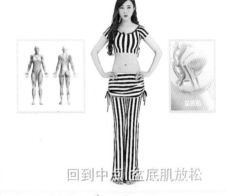

回到中点 盆底肌放松

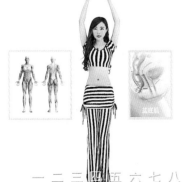

一 二 三 四 五 六 七 八

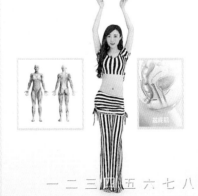

一 二 三 四 五 六 七 八

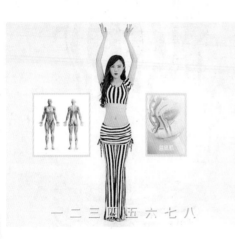
一 二 三 四 五 六 七 八

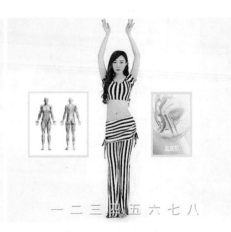
一 二 三 四 五 六 七 八

■ 第八式：快肌训练（2）升降式

预备：双手扶住胯部，身体直立，脚尖绷直，膝盖朝前，左腿支撑于辅助台或架。

1×8拍：

1-：左腿与右腿呈90°～45°支撑于辅助台或架，右腿半蹲（松）；

2-：右腿直立（紧）；

3-8重复以上。

作用：压力性尿失禁、膀胱过度活动症、盆底器官脱垂、慢性盆腔疼痛综合征等症状的改善及产后盆底功能的恢复；增强身体核心力量的稳定性和强度，增强下肢肌肉发力的力量。

（1）动作路线图

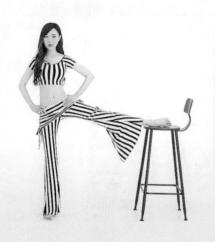

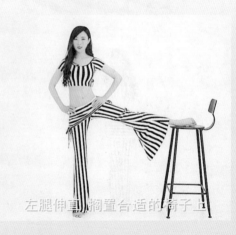

左腿伸直，搁置合适的椅子上

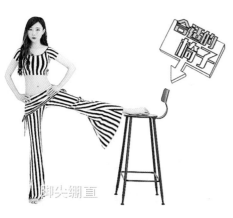

脚尖绷直

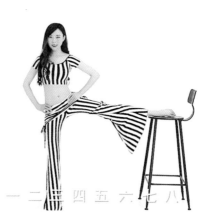

一二三四五六七八

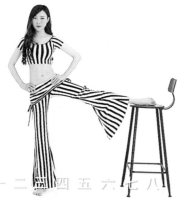

一二三四五六七八

（2）肌肉运动详解图

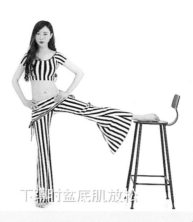

下蹲时盆底肌放松

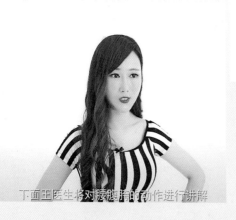

下面王医生将对腰腹胯的动作进行讲解

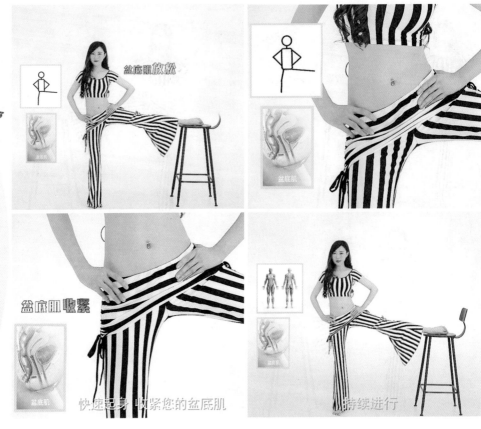

盆底肌放松

盆底肌收紧

快速起身 收紧您的盆底肌

持续进行

■ 第九式：快肌训练（3）卷腹式

预备：平躺于地，双腿伸直、并拢、离地15°～30°，上体保持直线离地15°～30°。

1×8拍：

1－：双腿屈膝，大腿前侧贴前胸壁至极限（紧）；

2－：双腿伸直、并拢、离地15°～30°，上体保持直线离地15°～30°（松）；

3-8：重复以上。

作用：压力性尿失禁、膀胱过度活动症、盆底器官脱垂、慢性盆腔疼痛综合征等症状的改善及产后盆底功能的恢复；有利于腹部曲线塑形，提高阴道控制力、握持力及紧实度。

（1）动作路线图

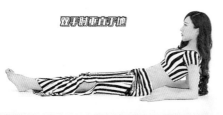
双手肘垂直于地

双手肘垂直于地

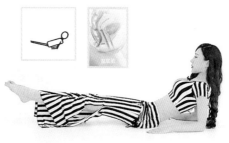

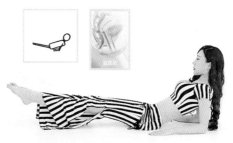

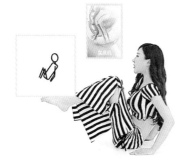

一 二 三 四 五 六 七 八

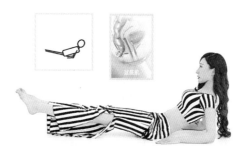

一 二 三 四 五 六 七 八

（2）肌肉运动详解图

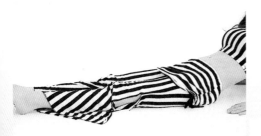

脐部以上至头顶的上身保持直立

$(15\text{-}30°)$

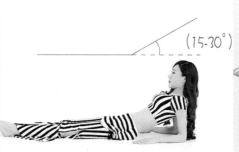

211

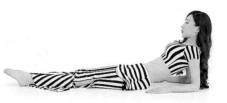

（15-30°）

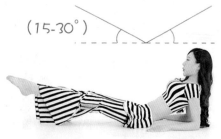

脐部 至脚底 呈一直线　　　　　　　　　　准备动作

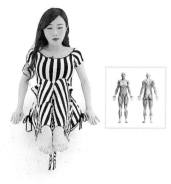

接下来将双腿屈膝

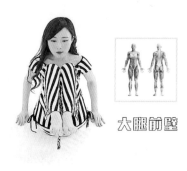

大腿前壁

大腿前壁贴于前胸壁 直至极限

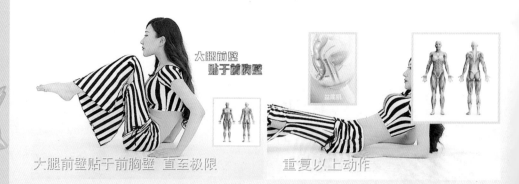

大腿前壁
贴于前胸壁

盆底肌

大腿前壁贴于前胸壁 直至极限　　　　　　重复以上动作

■ 第十式：快肌训练（4）筑坡式

预备：平躺于地，双脚打开，屈膝，背部腰部紧贴于地。

1×8拍：

1—：离地,使胸、臀、膝呈一水平(松),鼓腹;

2—：双脚打开,屈膝,背部腰部紧贴于地(紧);

3-8重复以上。

作用：压力性尿失禁、膀胱过度活动症、盆底器官脱垂、慢性盆腔疼痛综合征等症状的改善及产后盆底功能的恢复;针对臀部、大腿后侧肌群进行塑形。提高阴道控制力、握持力和紧实度,提高腿部力量的稳定性。

（1）动作路线图

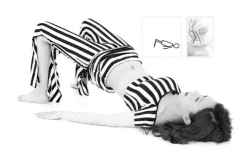

一二三四五六七八

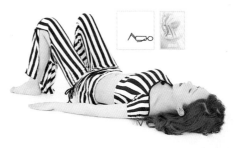

一二三四五六七八

（2）肌肉运动详解图

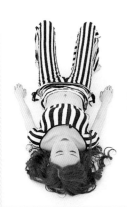

双脚打开 与肩同宽

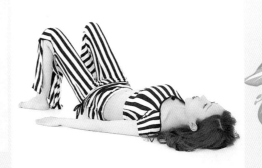

屈膝 背部紧贴于地

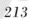

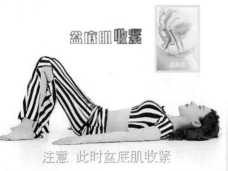

盆底肌收紧

注意：此时盆底肌收紧

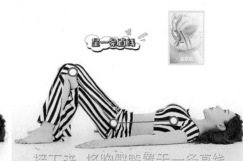

呈一条直线

接下来 将胸臀膝置于一条直线

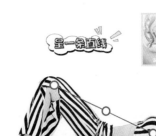

呈一条直线

接下来 将胸臀膝置于一条直线

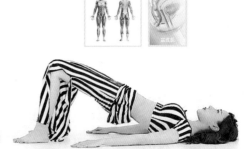

此时盆底肌放松

予腹式呼吸

鼓腹

■ 第十一式：快肌训练（5）惊鸿式

预备：准备姿势，手微微打开，掌心相对。

1×8拍：

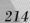

1–：右腿直立，左腿伸直，左脚尖于侧前方点地，左胯上提至极限（紧）；

2–：右腿直立，左腿伸直，左脚尖于侧前方点地，左胯自然下落（松）；

3–8重复以上，第八拍左脚尖还原至中间。

作用：压力性尿失禁、膀胱过度活动症、盆底器官脱垂、慢性盆腔疼痛综合征等症状的改善及产后盆底功能的恢复；针对腰、胯部曲线进行塑形。提高腰部灵活性，提升阴道控制力、握持力和紧实度。

（1）动作路线图

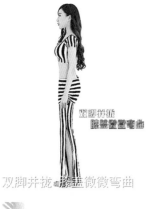

双脚并拢 膝盖微微弯曲

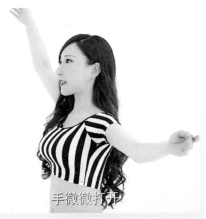

手微微打开

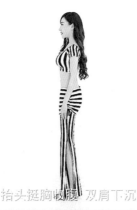

抬头挺胸收腹 双肩下沉

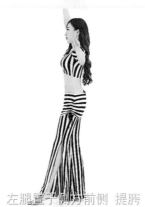

左腿置于侧方前侧 提胯

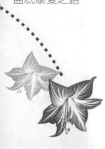

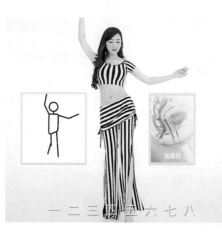

一 二 三 四 五 六 七 八

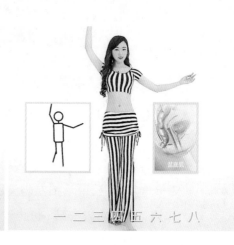

一 二 三 四 五 六 七 八

（2）肌肉运动详解图

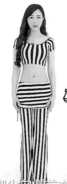

左侧脚尖向侧前方点地

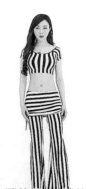

左腿伸直，右腿伸直

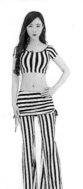

此时，左侧的臀部向上极限发力

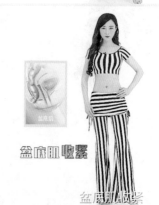

盆底肌收紧

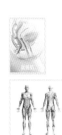
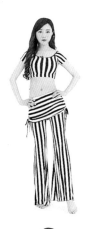
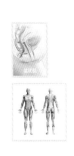
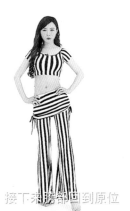

好 接下来胯部回到原位

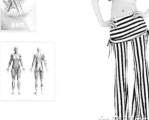

盆底肌放松

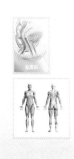
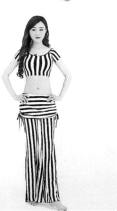

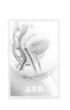
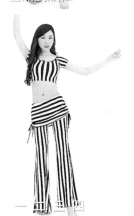

盆底肌

一二三四

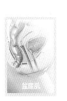
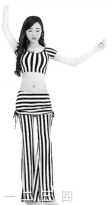

盆底肌

一二三四

■ 第十二式：快肌训练（6）媚旋式

预备：准备姿势，双手扶住胯部。

1×8拍：

1-：胯部向正前方推至极限,臀部夹紧（紧）；

2-：右腿直立,左膝弯曲,右胯转至正右方并推至极限,臀部放松（松）；

3-：右胯向后转至正后方向,胯部向后方平推至极限,腹部收紧,臀部放松（紧）；

4-：左腿直立,右膝弯曲,左胯转至正左方并推至极限,臀部放松（松）；

5-8为左侧重复。

作用：压力性尿失禁、膀胱过度活动症、盆底器官脱垂、慢性盆腔疼痛综合征等症状的改善及产后盆底功能的恢复；针对腰、腹、胯、背部曲线进行塑形。提高腰胯部灵活性和柔韧性。

（1）动作路线图

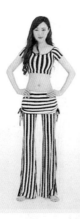

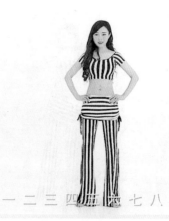

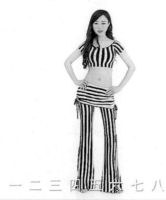

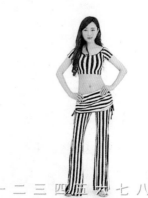

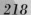

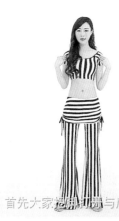
双脚打开
与肩同宽

首先大家把脚打开与肩同宽

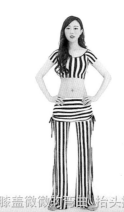

膝盖微微弯曲臀部抬头挺胸

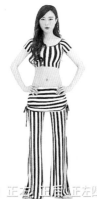

此时跨步向正前 正右 正后 正左四个方向画圈圈

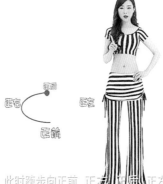

此时跨步向正前 正右 正后 正左四个方向画圈

（2）肌肉运动详解图

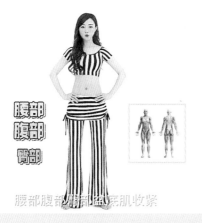
腰部
腹部
臀部

腰部腹部臀部盆底肌收紧

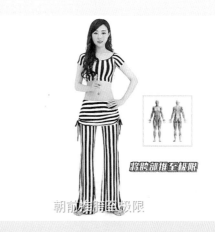

将胯部推至极限

朝前推胯至极限

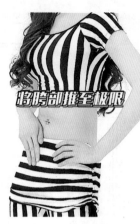

将胯部推至极限

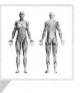

盆底肌

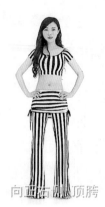

向正右侧顶胯

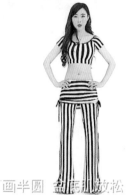

画半圆　盆底肌放松

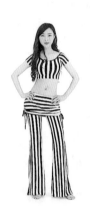

将胯部推至极限

将胯部推至正后方至极限

盆底肌收紧

盆底肌收紧

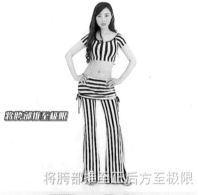

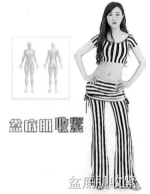

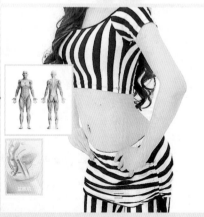

将胯部推至极限

将左胯推至正左侧至极限

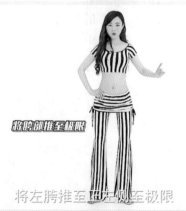

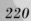

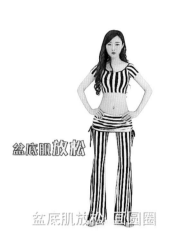

盆底肌放松

盆底肌放松 画圆圈

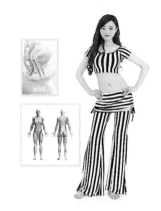

赘式盆底
优化训练疗法
(男性核心肌群训练)

男性盆底肌群主要包括坐骨海绵体肌、球海绵体肌、会阴浅横肌以及肛门外括约肌等。男性的勃起、射精及女性的性活动均是由这些肌群参与的复杂神经性综合运动。盆底肌属于骨骼肌，在性生活时良好合理的随意控制能力对于和谐美好的性生活及双方性满意度提升有着至关重要的意义。

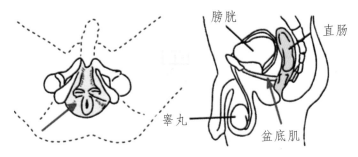

膀胱　直肠

睾丸

盆底肌

图5-1（注：蓝色部分为盆底肌群）

正确找到盆底肌群位置：腹部、臀部、大腿不用力，将肛门向肚脐方向上提收紧，保持。若在排尿过程中，将肛门向肚脐方向上提收紧能够使排尿停止，将肛门放松能够继续排尿，即找到正确盆底肌群。

基本盆底训练步骤

基本节奏：收紧—放松—收紧—放松

刚开始做盆底训练运动时，可以平躺在地上，尝试收缩盆底肌3秒，再放松3秒，再收缩，再放松，熟练以后可以把收缩和放松的时间都延长到5～10秒。

每天3次，每次10分钟，总时间30分钟。

深蹲是临床上提高男性功能最常见的运动动作。但是，蹲不好还会损坏膝盖。可以试试升级版盆底核心训练。

■ LV式——快肌训练核心动作

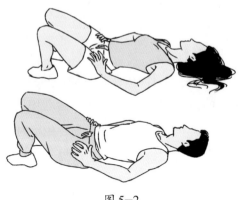

图 5-2

　　平躺于地，双手放于胯部，双腿屈膝，骨盆紧贴于地，腰与地面无缝贴合（此时盆底肌群收紧，腹式呼气）1秒；臀部离地，使胸、臀、膝呈一水平（此时盆底肌群放松，腹式吸气）1秒。重复共20组。

■ LV式——慢肌训练核心动作

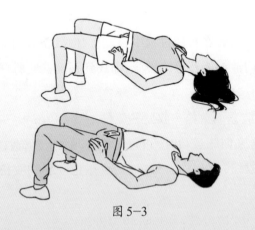

图 5-3

　　平躺于地，双手放于胯部，双腿屈膝，骨盆紧贴于地，腰与地面无缝贴合（此时盆底肌群收紧，腹式呼气）5～10秒；臀部离地，使胸、臀、膝呈一水平（此时盆底肌群放松，腹式吸气）5～10秒。重复共20组。

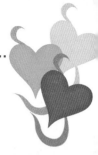

■ 虾米式——快肌训练核心动作

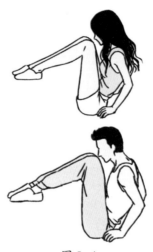

图 5-4

　　平躺于地，双腿并拢伸直，离地15°～30°，臀至头顶保持呈一直线，离地15°～30°（此时盆底肌群持续性放松，腹式呼气）3秒；双腿屈膝，大腿前侧贴前胸壁至极限（此时盆底肌群收紧，腹式吸气）1秒。重复共20组。

■ 虾米式——慢肌训练核心动作

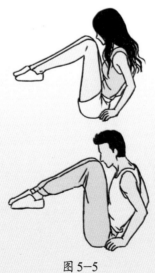

图 5-5

平躺于地，双腿并拢伸直，离地15°～30°，臀至头顶保持呈一直线离地15°～30°（此时盆底肌群持续性放松，腹式呼气）5秒；双腿屈膝，大腿前侧贴前胸壁至极限（此时盆底肌群收紧，腹式吸气）5秒。重复共20组。

朋友们，您学会了吗？更多科普知识及视频教学版敬请关注公众号。

图书在版编目(CIP)数据

盆底康复之路 / 王阳赟主编. —上海：上海科学普及出版社,2019(2020.8 重印)
ISBN 978－7－5427－7571－9

Ⅰ.①盆… Ⅱ.①王… Ⅲ.①女性－骨盆底－功能性疾病－康复训练 Ⅳ.①R711.509

中国版本图书馆 CIP 数据核字(2019)第 154729 号

策划统筹　蒋惠雍
责任编辑　陈星星
装帧设计　赵　斌

盆底康复之路

王阳赟　主编

上海科学普及出版社出版发行

(上海中山北路 832 号　邮政编码 200070)

http://www.pspsh.com

各地新华书店经销　　上海盛通时代印刷有限公司印刷
开本 710×1000　1/16　印张 15.375　字数 290 000
2019 年 11 月第 1 版　　2020 年 8 月第 2 次印刷

ISBN 978－7－5427－7571－9　　定价：68.00 元
本书如有缺页、错装或坏损等严重质量问题
请向工厂联系调换
联系电话：021-37910000